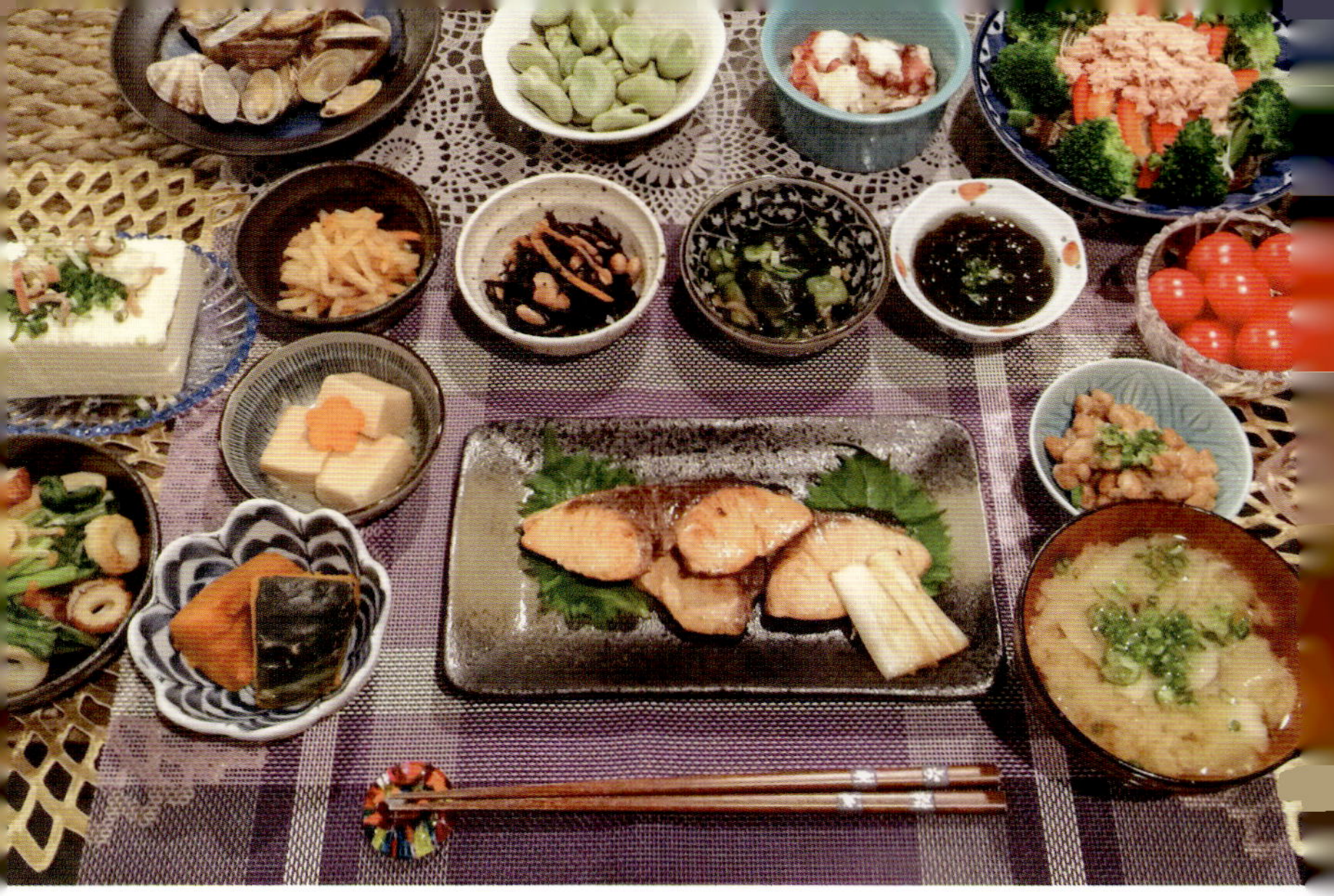

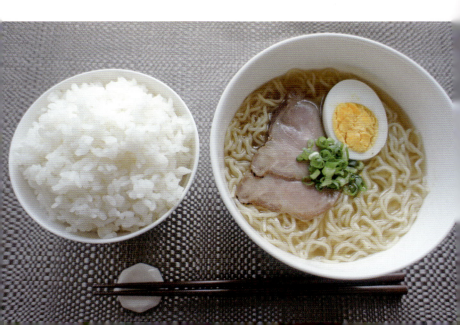

あなたの食生活、近いのはどちら？

カラダの悩みは食べ方で99%解決する

クスリに頼らない食事術

管理栄養士
川端 理香

ゴルフダイジェスト社

はじめに

生まれてからいままで、何回食事をしてきましたか?

1日3食を365日だと1095回。単純に年齢をかけたらその回数がわかりますが、欠食しがちで食事回数が少ない人も、間食が多い人も、相当な回数の食事をしていることがわかります。

私はスポーツ選手の栄養サポートをしていますが、この回数を「チャンスの回数」と選手たちにアドバイスしています。選手の行う日々のトレーニングは、エネルギーが使われるだけでなく、筋肉などの体の組織がどんどん壊されていきます。トレーニングは、カラダを破壊する作業。そして、それを修復するのが食事。壊して食べて壊して食べて……、を繰り返すことで、カラダはどんどん強化されていきます。だからこそ、修復のときに「何を食べるか、食べないか」が大事。食事はカラダを作るチャンスなのです。

毎日やってくるチャンスを、単にお腹がいっぱいにするためだけに使ってはいてはもったいない。これは一般の人も同じです。

とはいうものの、どんな食生活を送るべきなのか、何を食べれば健康を維持できるのかが、最近とくにわかりにくくなっていると感じています。

新しい栄養素の発見やその効果などが次々と発表され、テレビなどで話題になると、自分のカラダには必要なくても、すぐ飛びつく人がたくさんいます。情報に敏感になることはもちろん大事ですが、一時的なブームに振り回されてはいませんか?

ブームに流されることなく、自分のカラダに合った食べ方を見つけるためには、「正しい栄養知識」こそが必要だと私は考えています。正しい栄養知識を身につけることにより、自分のカラダに必要なものとそうでないものを見極める力がつき、何を食べるかという選択肢が増えます。そして、それは食事のチャンスを生かそうとする継続する力になり、健康なカラダを手に入れるいちばんの近道なのです。

また、それは、スポーツ選手が実践している栄養の考え方でもあります。勝つためのスポーツ栄養学は、基礎栄養を含めたスポーツ科学がベースとなり、自分自身のカラダと体調に合うように食べ方をコントロールするという考え方です。食べることを我慢したり、あまり美味しくないものを食べるイメージがあるかもしれませんが、決してそんなことはありません。

「食べて健康になる」

本書ではその方法をわかりやすく解説していきます。

「最近疲れがたまっている」「体力が落ちた」「忘れっぽくなった」という日常的な悩みがあっても、簡単にクスリやサプリメントに頼らず、食べ方を変えてみましょう。

正しい食べ方は、人それぞれ。必ず自分のカラダに合った、自分なりの食べ方がありま す。

食べ方を変えれば、カラダが変わり、毎日がもっと楽しくなることでしょう。そう、毎日のチャンスは、人生を変えるチャンス！　ワクワクしながら読んでいただければうれしいです。

カラダの悩みは食べ方で99%解決する
［目次］

【第2章】困ったときこそしっかり食べよう

【第3章】 健康食ブームのウソ・ホント

カバーイラスト　須山奈津希
装丁・本文デザイン　植月誠

【序章】食べ方次第で未来が変わる

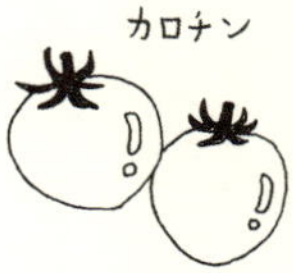

あなたのカラダは食べ物からできている

あなたは、いまの自分のカラダが好きですか？

そう聞かれると、好きだけどもっと痩せたいとか、きれいになりたい、格好良くなりたいなんて願望が出てくるかもしれません。

もしくは外見的なことよりも、疲れやすいのが気になるとか、風邪をひきやすいといった症状、緊張するとお腹が痛くなる、片頭痛がつらいなど、体質的なことの悩みで、「このカラダ、どうにかならないかなあ」と思っている人もいるかもしれません。また、年齢とともに太ってきた、物忘れしやすいなど、若いときには感じなかった悩みを抱える人もいるでしょう。

遺伝、体質、年齢などを理由に、元気に健康で過ごすということをあきらめてしまうかもしれませんが、**いまの自分のカラダは、自分が食べたものでできているということを忘れてはいけません。**

細胞は、毎日新しく作り替えられています。目では見えませんが、骨や筋肉などの細胞は毎日破壊されて、新しい細胞が作られているのです。**血液中の酸素を運ぶ赤血球は120日、血を止める血小板は10日程度が寿命です。骨は2年半程度ですべてが入れ替わるほど**。たった1日では伸びがわかりにくい爪も、1週間経てば伸びているのが実感できると思います。カラダの各パーツは、自分が食べたものからできているのです。

そして、それらのパーツから栄養状態も把握できます。たとえば、ぶつけたわけでもないのに、爪が引っ込んでいるときがあります。これはその時期、栄養状態が良くなかったことを示すサイン。また、髪の毛が普段より細くなってしまうのも、栄養状態が悪いというサインであり「カラダの声」でもあります。

カラダに栄養が不足すると、体調の変化はもちろん、外見にも影響するということがこんなことからもわかります。

一方、栄養状態が良ければ、いい細胞ができ、いい血液が作られ、質のいい筋肉、健康的な皮膚が作られます。そして、カラダが健康なら、気持ちも明るくなり、行動範囲も広がり、豊かな人生を送ることができるでしょう。

何を食べたかで、自分のカラダ、自分の未来を変えていくことができる。食事で人生が変えられるのです。

食は流行ではなく基礎が大切

おそらく、この本を手にとられたということは、食事に対して何かしら興味や関心がおありかと思います。

そんな皆さんの中には、納豆やリンゴ、アサイーなど、毎年必ず「これがカラダにいい！」とブームになった食材や珍しい食材に興味を持ったり、またそれが高価であればあるほど、カラダに効くようなイメージを持ってしまう人もいるのではないでしょうか。

でもしばらくして、「あ〜、そんな食材あったわね！」と懐かしく思ってしまう食材があるのも事実。流行っていた時期は、多少高くても商品の棚で売り切れているのを目にすると「何が何でも買いたい！」と思っていたものが、ブームが去って普通に棚に並ぶようになると、興味もなくなってしまう。そして、あとから、「企業の販売戦略に乗せられてしまった……」と反省のような気持ちになっても、また新しい食材に飛びついてしまう。

最近では、ココナッツオイルやアマニ油など脂質が注目されていますが、「体脂肪が気になるから」とあれほど脂質を避けてきた人も、カラダに良いといわれると、それらを頻繁に食事にとり入れるなど、まるで特別な脂質のような扱いです。

過去に流行したダイエット法と健康食品

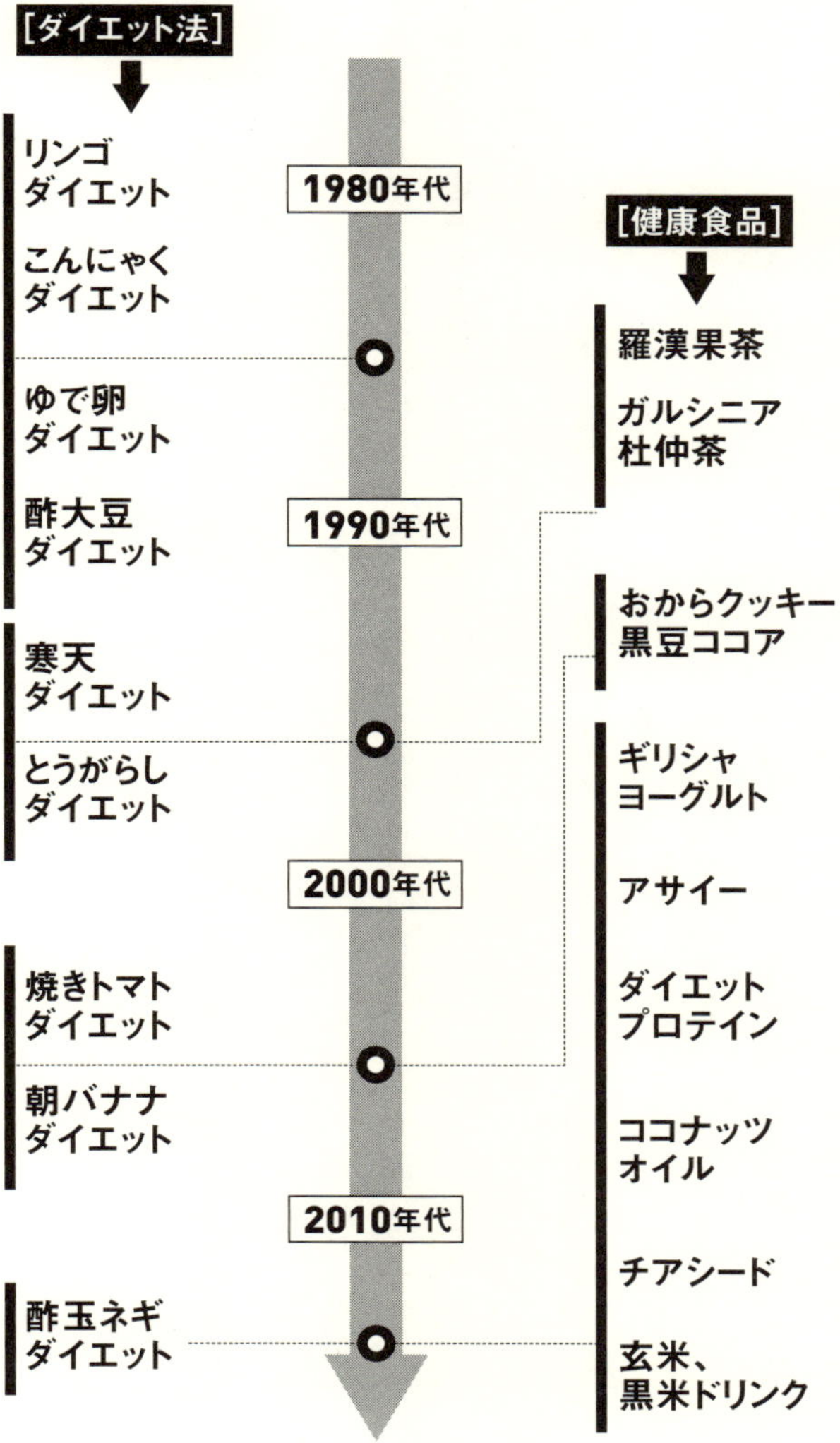

逆に、「頭のエネルギーになる」と勧められていた糖質は嫌われ、「グルテンフリー」という言葉に代表されるように、小麦粉を意識して避ける人も増えています。

この、昨日まで良いといわれていたものを急に避けたり、その逆が起こってしまうのは、基礎的な栄養の知識が一般に広まっていないために起こっているのです。

モデルや芸能人、憧れのスポーツ選手がとり入れていると思わず手にとってしまったり、テレビや雑誌で「これがカラダにいい」と紹介されると、すぐにまねをしたくなる。それが、メディアに振り回されているとわかっていてもやめられないのは、**一般の人が栄養を勉強することができる機会がほぼなく、そのため栄養に興味があることが逆にマイナスに作用しかねず、単発的な情報で動かされている**のです。

グルテンフリーやマクロビ（マクロビオテック）というような流行をとり入れることが、ちょっとしたステータスで、オシャレ感があるようにも見えます。でも、本当に理解してとり入れている人は、一体どのくらいいるでしょうか。

いまの日本は、栄養士と関わる機会が非常に少なく、糖尿病や高血圧と診断されてから病院で栄養指導を受けるか、ダイエットなどのためにジムで食事指導を受けるかに限られています。

しかし海外では、予防的に栄養カウンセリングを受けられるところもあります。病気になったり、太ってしまってから慌てて栄養に触れるのではなく、**少し体調が悪いと感じたら、クスリに頼らず食べて治すことを優先する意識を持った国もあります。**

本当は、日本にも多くの人が栄養の知識を増やせるような場所やシステム作りが必要なのですが、せめてこの本を手にとってくださった皆さんには、自分自身のカラダを守るために、本当の栄養の基礎知識を身につけてほしいと思っています。そして、本当に良いもの、必要なものを食べることでカラダの変化を感じられれば、流行に流されずステータスだけで食べ物を選ぶことも少なくなるはずです。

いい食事は心も豊かにする

本書の最初のページにある上の写真をご覧ください。これは、あるスポーツ選手の夕食です。

どうでしょう。講演で、よくこの食事の写真を見せるのですが、そのたびに会場から「うわ～、すごい！」という感嘆の声が上がります。細かな栄養素を知らなくても、この写真を見ただけで、とても栄養効果のある食事だというのが伝わるからでしょう。ちなみに、この食事のあとにも、たくさんの果物とヨーグルトが出てきます。

少し栄養素の説明をすると、この食事は品数が多いだけでなく、筋肉や骨、血液などを作るタンパク質とミネラル、コンディションに関与する食物繊維やビタミン等が豊富です。強いカラダを作る魚介類は焼き魚とアサリなど、豆類には豆腐や空豆なとど多くの食材を使っているので、栄養素が偏らず吸収を高めることもできます。添加物や糖などが多いドレッシングは使わず手作りしており、余計なものはとらないようにしていることもポイントです。

スポーツ選手の食事ですので、皆さんの場合は少し量が多いかもしれませんが、「目的に応じて必要なものをとり入れる、不要なものはとり入れない」という食べ方は、食べて健康になりたい、体質を変えたいと思っている人にとっても有効です。カラダを強くするだけでなく、カラダを整えるためのプラスの効果をたくさん得ることができるからです。

そして、実はこの食事には主食（ごはん）がありません。ごはんの主な栄養素である糖質はおかずや食後の果物でも、この選手には必要量がとれるため、この日はあえて主食を控えているのです。

対して、最初のページの下の写真（ラーメン×ご飯）は、糖質だらけ。お腹はいっぱい

プロサッカー選手の食事（夕食）

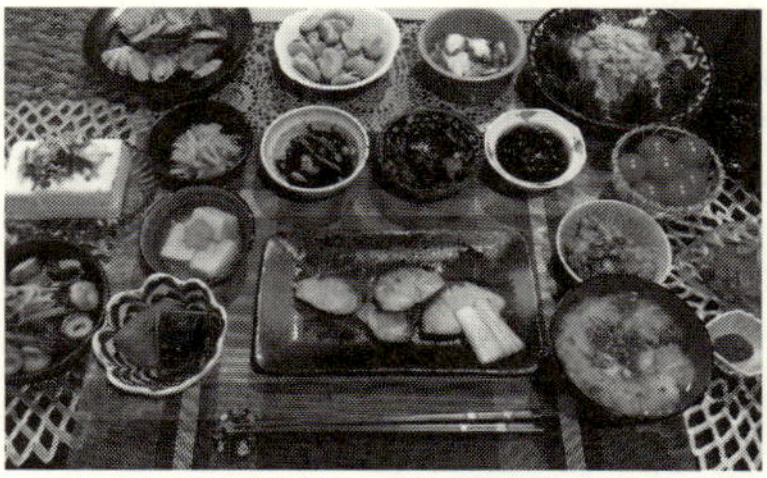

※ただし練習内容や体調によってとり方は変わる

＜主菜／カラダ作り＞

焼き魚、アサリの酒蒸し、タコカマンベール

＜副菜／カラダ作り・機能調整、他の栄養素の補助＞

高野豆腐の煮物、冷奴、ひじき煮、ワカメ酢、もずく、納豆、カボチャ煮、キムチ、梅干し、ちくわと青菜、トマト、緑黄色野菜のサラダ＋手作りドレッシング

＜汁物／水分補給＞

具だくさん味噌汁

＜果物／エネルギー源・カラダを整える＞

グレープフルーツ、キウイ（食後）

＜乳製品／カラダ作り＞

ヨーグルト（食後）

特徴

・カラダを強くする主菜の種類・量が多い。
・ビタミンやミネラルを補給する副菜からもタンパク質が多くとれる。
・野菜の種類・量が多い。
・ミネラルや腸内環境に影響する海藻の種類が豊富。
・発酵食品が多い。

になりますが、カラダを作る栄養素もカラダを整える栄養素も足りません。

では、見た目はどうでしょうか。上の写真はお皿の使い方、盛りつけ方もきれいですよね。そして何よりも、選手を思うご家族の気持ちが伝わってきます。「がんばって！」と応援する、この食事からそんな思いが感じられます。

カラダを追い込むトレーニングを行い、勝負に勝つというストレスなどと毎日と闘っている選手にとって、声に出してがんばってと言われるより、こうした**優しさや温かさ、「いつも応援しているよ」という気持ちが食事から感じられることのほうが、自然にがんばるパワーになる**ように思います。

これは、スポーツ選手に限ったことではありません。皆さんのご家庭でも同じです。忙しいからといって、お母さんがいつも買ってきた惣菜ばかり食卓に並べたり、一人暮らしだからといって、家での食事はいつもコンビニ弁当だけで済ませる、というような食生活をしていたら、栄養の偏りはもちろん、心が寂しくなることもあるでしょう。

惣菜はパックのまま食べるより、お皿に移し替える。惣菜を買うときも、それらの組み合わせを考える。もし、納豆を出すなら、パックのままではなく器に移し替えたり、付属のタレではなくしょうゆを使い、少しだけかき回す。冷たくなったごはんや味噌汁などは、電子レンジで温める。そんなちょっとした行動で気分が変わり、心に伝わるものがあるでしょう。

美味しいという味覚は、人を幸せな気分にさせますが、誰かと会話しながら食べることで、さらに楽しい時間になり、気持ちも前向きにさせてくれます。また、料理には作る人の気持ちが入り味が変わるとよくいわれるように、**料理を作る人の誰かを思う暖かい気持ちは食べる人にも伝わるものです。食事は健康なカラダはもちろん、心も豊かにすることができる**のです。

食事で健康になることは実は簡単！

先ほど「納豆は器に移し替え、タレではなくしょうゆを入れてかき回す」と言いました。実は、納豆についてくるタレには、「果糖ブドウ糖液糖」といった糖分などが含まれていて、発酵食品のしょうゆとは栄養価がまったく違うのです。

また、「かき回す」とうま味成分のアミノ酸が増え栄養価がアップします。こんな本当の栄養知識があれば、納豆をタレで食べるかどうかも変わってきます。

「カラダにいい食事なんて、時間がなくて作れないわ！」とか「面倒くさい」なんて思っている人がいるかもしれませんが、**基礎的な栄養知識があれば、健康的な食事や栄養価を高めるコツは意外と簡単で、ちょっとした違い**なのです。

よくわからないから、面倒だと思ってしまう。

これは、食事をコントロールする場合も同じです。

「痩せたいけれど、食べるのをがまんしなきゃいけない」とか、「健康になるために、嫌いなものも食べなければ」「外食はカラダに悪いから控えよう」という、「ダメ」とか「がまんする」ような否定的なことが多いようですが、しっかりした栄養知識があれば、**食事で健康になることはそれほどハードルが高いものではありません。**よくわからない上に勝手な思い込みもあり、ハードルが高くなってしまう。そして、なかなか重い腰が上がらず、継続ができないのです。

しっかりした栄養の基礎知識を頭に入れたら、それを無理なく実践すると、カラダも心も健康になります。そうなってくると、しめたもの。自分のカラダにとっていちばん適している健康的な食習慣が自然と身についてくるのです。

今日の食べ方が変われば、明日の行動が変わり、未来の生き方が変わります。**栄養につ**

いて「知ること」は、将来自分の好きなことができるための第一歩なのです。

食べることで内臓も鍛えられる

最近は、サプリメントだけで食事を済ませたり、少食のほうがカラダにいいからと、食事をきちんととらない人がいます。

でも、何度も言うように、自分のカラダは自分が食べたものからできています。そして、「自分の歯でよく噛んで食べる」という当たり前の動作が、実は健康と深い関係があるのです。

噛むことで脳への刺激や、アゴなどの筋肉が発達します。また、唾液や胃液などが分泌されるので、胃や腸などが消化や吸収するために動きます。

これらの動きは、スポーツ選手のトレーニングと似ています。スタミナをつけるために走り込みを行ったりするように、**食品を自分の口から入れて便として排泄することは、内臓のトレーニングになる**のです。

実際に、栄養士の教科書では、乳児期や幼児期の子どもに間食を勧めていますが、これは内臓などが未発達の子どもが、自分の力で食べて消化吸収する訓練でもあり、栄養摂取ができるために必要だからです。

よく噛んで食べるためには、歯も大切です。

「８０２０運動」（厚生労働省、日本歯科医師会）という、80歳になっても自分の歯を20本以上保とうという運動があるほど、自分の歯で食べることができる人は、高齢になっても元気だといわれています。歯があることによりいろいろな食品が食べられ、栄養的にいいことはもちろんですが、食べずにいると衰えてしまう機能を、カラダの中から強化しているためだともいえます。

ごはんを食べて、消化吸収をし、排泄する。この基本的な一連の流れこそが、健康につながり、サプリメントやクスリに頼らない生き方のスタートでもあるのです。

【第1章】

健康な
カラダを作る
食べ方の基本

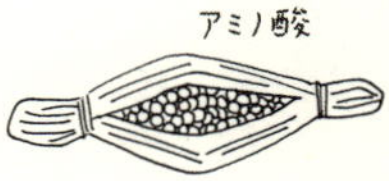

カラダを動かす栄養素の基本

皆さんの知っている栄養素は、いくつありますか？

糖質、脂質、タンパク質、ビタミンC、カルシウム、鉄……、挙げたらきりがないかもしれません。難しい栄養素の説明をするつもりはありませんが、正しい栄養知識を身につけるために、まずは基本的な栄養素を整理してみましょう。

人間は生きていく上で、まずエネルギーが必要になります。食品を購入すると、それが何キロカロリーなのかが表示されていますが、これはエネルギー量（カロリー）を示しており、タンパク質と脂質、糖質がどのくらい含まれているのかで決まります。タンパク質と糖質は、1グラムあたり4キロカロリー、脂質は1グラムあたり9キロカロリーのエネルギーを生み出します。

このタンパク質、糖質、脂質を「三大栄養素」と呼んでいます。

三大栄養素は、カラダを動かすエネルギー源になるとともに、血液や筋肉などカラダの組織を作る栄養素でもあります。

では、ここにカルシウムやビタミンCが含まれた場合は、エネルギー量はどうなるでし

カラダを作る五大栄養素

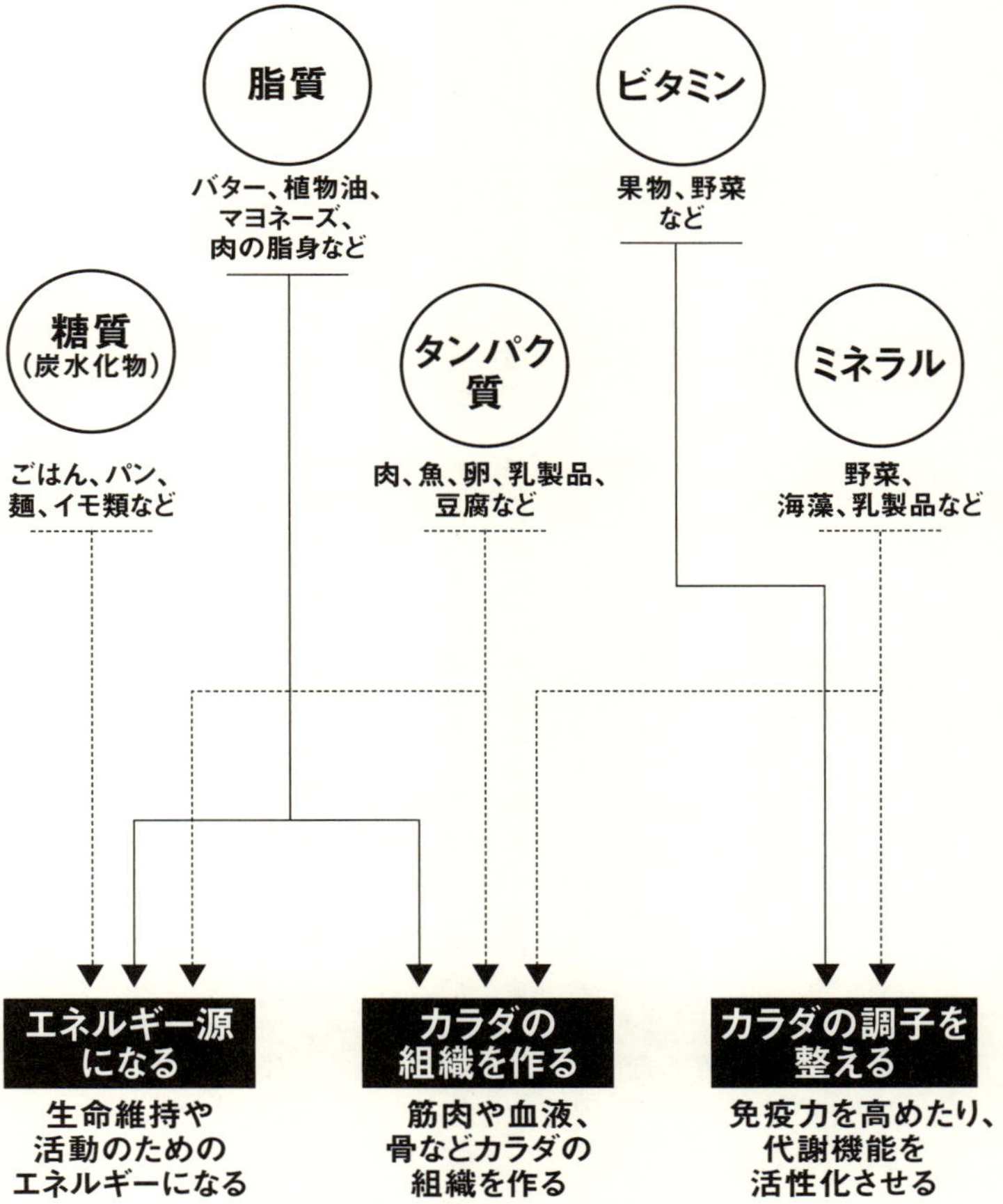

タンパク質・脂質・糖質(炭水化物)を「三大栄養素」、
それにビタミン・ミネラルを加えたものを「五大栄養素」という。

ょうか。
答えは、変わりません。エネルギー量を決めるのは三大栄養素であって、カルシウムやビタミンCはエネルギー量には影響しないからです。ですから、カルシウムだけをたくさんとっても、エネルギー量は0キロカロリーのまま。体脂肪が増えるということはありませんし、極端に言えば、カルシウムやビタミンCしかとらなければ、生命を維持するのは不可能です。

三大栄養素にビタミンとミネラルがプラスされたものが、「五大栄養素」（P29参照）です。ビタミンやミネラルには、カラダの調子を整える働きがあります。

ビタミンには、ビタミンA、C、Dなどさまざまあり、それぞれ効果が違います。この効果については、これから読み進めていくとどんどん出てきますが、たとえば、腰痛のときなどに処方されるクスリの中には、ビタミンB_{12}が含まれていることがあり、腰痛を食事で改善、予防ができるわけです（P82参照）。

ミネラルには、鉄やカルシウム、ナトリウムなどさまざまな種類の栄養素があります。ミネラルはカラダの機能だけでなく、骨を作るなどカラダを構成する成分にもなるので、カラダの部位に何かしらの症状が出た場合は、ミネラルを食事からとると改善できます。

実は、ミネラルは誤解される栄養素でもあります。たまに、「この商品はカルシウムとミネラルを強化しています」などと書かれた商品がありますが、カルシウムはミネラルの一つ。なので、この表示はちょっと変だなと気づいてしまいます。正しい栄養知識があると、思わずクスッとしてしまうようなことも、たまにあります。

国が勧める基準はアテにしない

健康で過ごすために、何をどれくらい食べればいいのか。やはり、これがいちばん気になるところでしょう。

実は、「日本人の食事摂取基準」(厚生労働省)というものがあり、これには健康のために各栄養素を1日どのくらいとればいいのかという基準が示されています。

たとえば、エネルギー量の場合、1日に必要な量をどのような生活をしているか、身体活動レベルを3段階(①低いⅠ、②普通Ⅱ、③高いⅢ)に分けて示しています。

家事中心の生活を送っている40歳女性の基準を見てみると、身体活動レベルは3段階の中でだいたい真ん中だろうと予想されるので「普通Ⅱ」となり、必要なエネルギー量は1

日本人女性の食事摂取基準（単位:kcal/日）

身体活動レベル	Ⅰ	Ⅱ	Ⅲ
18〜29歳	1650	1950	2200
30〜49歳	1750	2000	2300
50〜69歳	1650	1900	2200
70以上	1500	1750	2000

（出典:厚生労働省「日本人の食事摂取基準」（2015年版））

国の基準では、身体活動レベルは
「低い・普通・高い」というたった3パターンにしか分かれていない。

日2000キロカロリーとるのが理想ということになります（上表参照）。

しかし、身体活動レベルが3つのグループにしか分かれていないのは、少し大雑把だと思いませんか？　身体活動レベルが高いⅢには、たとえば男性の場合だと自分の足であちこち歩き回る営業マン、建設現場で肉体労働をする人、趣味で運動する人、プロスポーツ選手などが一括りにされているということになります。

また、同じ年齢でも体格差もあり、吸収力も異なります。3パターンしかない国の基準は、あくまでも「目安」でしかないと考えざるを得ません。

大切なのは、この基準だけにこだわ

らず、自分自身のカラダと生活習慣に合った食べ方を、自分自身で見つけていく、アレンジしていくことなのです。

健康なカラダを作る6つの要素

では、健康的な食生活とは、何を基準にどうアレンジしていけばいいのでしょうか。

よく、健康的な食事の紹介で、「バランス良く食べる」という言葉が使われます。私も講演を依頼される際に、主催者側から「バランスの良い食事の話もしてください」と要望されることがよくあります。

しかし、「バランス」という言葉はとても曖昧で、都合よく使われる言葉の一つだと私は考えています。良いイメージはあるけれど、何が良いのか。もしくはどこからが良いと判断されるのか。

単純に、ラーメンだけよりはもう少し皿数を増やしたほうがいい、野菜を食べたほうがバランスがいい、と思うかもしれません。しかし、**必要なものや量などは人それぞれですし、同一人物でも毎日違います。**

そう、いつも誰もに共通する、バランスの良い食事は存在しないのです。

また、「代謝が良い」という言葉もよく耳にしますが、代謝もさまざまな要因で変わります。同じ年齢でも女性より男性のほうが筋肉量が多いために代謝が高いですし、年齢や気温でも変わります。このように、自分自身だけでなく環境にも影響されます。

ですから、国の基準でもなくバランスでもない、もう少し具体的な目安が必要です。

私は、プロやアマチュア、競技を問わず、いろいろなスポーツ選手に栄養アドバイスを行っています。そのときに、勧めているのは、**①主食、②主菜、③副菜、④汁物、⑤果物、⑥乳製品、を毎食そろえて食べるのを目安にする**ということです。

もちろん、試合前、試合後、強化したい部分によって、とるべき栄養素は異なりますが、これが目安であり、食事の基本です。

①～⑥があれば、エネルギー補給やカラダを作ったりする栄養素がすべてとれます。この6つの要素を、必要に応じて増やしたり減らしたりします。

たとえば、今日はごはん（①）をたくさん食べたから、同じ栄養素を多く含む果物（⑤）は減らす、少し肌荒れや筋肉痛があるから肉（②）をいつもより増やしてカラダを補強しよう、というように調整するのです。

健康なカラダを作る食事の基本／6つの要素の役割

	[働き]	[栄養素]	[主な食品]
❶主食	エネルギー源	糖質	ごはん、パン、うどん、そば、パスタなど
❷主菜	体作り	タンパク質	肉、魚介類、卵、豆製品など
❸副菜	良いコンディションを作る	ビタミン、ミネラル	野菜、海藻、キノコなど
❹汁物	水分補給	ミネラル	水、塩
❺果物	エネルギー源	糖質	果物、果汁100%ジュース
	良いコンディションを作る	ビタミン、ミネラル	
❻乳製品	体作り	タンパク質、ミネラル	牛乳、ヨーグルト、チーズなど

6つの要素をなるべく毎食そろえて食べるのが理想。
自分のカラダにいま何が必要なのかを考え、
食材と量を上手く調整していく。

また、①~⑥をより簡単に上手にとるために、たとえばサンドイッチ（パン、卵、野菜）にすれば一度に①②③はとれますし、汁物に肉や野菜を多く使えば、②③④をまとめることもできます。そうすれば、「6つもなんて大変！」ということはなくなるでしょう。

食事は、何を何グラムとるということを意識するよりも、いろいろな食品を組み合わせて全体で考えることが大切なのです。

そして、この食べ方は、決してスポーツ選手のためだけのものではありません。一般の人でも、摂取カロリーを調整すれば、体調を整え、病気やケガに負けない健康なカラダが作ることができます。

ですから、まず食事全体を大きく見て、「健康なカラダを作る食事の基本」を踏まえた食べ方をするようにしましょう。

「家を建てるように」食べる

「食事の基本」を踏まえた上で、自分がなりたいカラダに近づくために、まずすべきことがあります。それは、自分の理想のカラダをイメージすることです。「メタボをどうにかりますよね。

「風邪を引きにくくしたい」「腰痛を治したい」など、皆さんにも自分の理想があしたい」

実際に、私がスポーツ選手に栄養指導するときも、まず選手にどうなりたいかを確認し、理想に近づくために何を食べればいいのかをアドバイスします。**イメージを持つことで、目標が明確になるからです。**

たとえば、「もっとパワーをつけたい!」という選手には筋肉量が必要になるので、タンパク質を勧めます。スポーツ選手はトレーニング後に「プロテイン」というサプリメントを飲むことが多いのですが、そもそもプロテインはタンパク質なので、肉や魚、卵、乳製品や豆製品を意識してとるように勧め、さらに、タンパク質の吸収を高めるビタミンや、ミネラルなどを組み合わせるようにアドバイスします。また、とるタイミングを考慮して食べることもアドバイスします。

それから、自分のカラダを家にたとえてアドバイスするときもあります。

自分が住みたい家が、

「マンションか、一戸建てか」

「それがコンクリートか、木造か」

「色は真っ白か、茶色か」

一戸建てでコンクリートの真っ白い家を理想としているときに、材料が木や茶色のペンキでは、理想からかけ離れたものができてしまいます。また、材料が不足していたり、質の悪い材料をその場しのぎで使っていたら、見た目も中身もいい家はできません。

これを、食事に置き換えてイメージします。**栄養素の不足や逆に必要のないものの過剰摂取は、残念な結果になることは明らかです。**

「もっときれいになりたい」という理想があって、5キロ減量して美肌になることが目標だとします。皆さんなら、どうやってこの目標をクリアしようと思いますか？

おそらく多くの人は、極端な食事制限をしようと思うのではないでしょうか。でも、それは逆効果。食事制限で痩せたとしても、肌は乾燥し、もう一つの目的である美肌は手に入れられないどころか、疲れ切った表情になってしまうでしょう。

この場合、実は肌を作り回復させる栄養素を優先してとり、肌にダメージを与えるものをとらないようにすればいいだけです。

肌にはタンパク質が必要で、こまめにビタミンCをとりながら、砂糖たっぷりの甘いお菓子などは避ける。そうすれば、エネルギーコントロールもできるので、「痩せて美肌」が達成できるのです。

近年は、極端な栄養情報が多く、何が正しいのかもわかりにくくなっています。その情報を見極める知識はもちろん大事ですが、それを選択することはもっと大切です。何を選択すべきかは、自分がどうなりたいか、そのイメージによって変わります。みんながいいと言っても、**自分の理想のカラダをイメージしたときに、果たしてそれが必要なのかどうか。それによって、とり入れるべき食材や量、タイミングなども変わってきます。**

さて、皆さんはどんなカラダになりたいですか？

毎日体重測定して「カラダの声」を聞く

自分がなりたいカラダをイメージできたら、次に、「カラダの声」に耳を傾けてみましょう。

「カラダの声」を確認するもっともいい方法は、食べたものが反映される**体重や血液の測定、舌や爪の色や形などをチェックする**ことです。

体重測定は、カラダの声が聞きやすいもっとも手軽な手法です。カラダが摂取するエネルギーと消費するエネルギーが同じであれば、当然体重の変動は起こりません。体重が増えてきたらエネルギーのとり過ぎ、体重が減ってきたらカラダの活動分のエネルギーがとれていないということになるので、食事のコントロールが必要になります。

体重測定のような単純なことでも、毎日継続することは難しいもの。でも、**しっかりした変化を見るために、できるだけ毎日「朝起きて排尿後」か「寝る前」のどちらか同じタイミングで測るようにしてください。**このタイミングで測れば、あまり外的な要因に左右されません。食後は食べた量で大きく変わりますし、風呂上りは発汗量に左右されることがあるからです。

血液検査では、検査結果の数値が「カラダの声」になります。ただし、血液検査は体重測定のように簡単に行うことができませんので、社会貢献も兼ねて、献血を定期的にするのもいいでしょう。検査サービスの項目だけでも十分にカラダの変化はわかります。

もし、貧血というカラダの声が聞こえた場合は、タンパク質と鉄の多いものを食べるようにするのは当然ですが、それでも貧血が改善されない場合は、これまで以上に鉄の多いものを食べるのはもちろん、「吸収」を考えた食べ方がさらに必要だということがわかります。ただし、消化吸収能力は、個人差はもちろんのこと、同一人物でも疲労度によって変動がありますが……。

中医学や漢方では、「舌診」といって舌の色や形などからカラダの異常を見分けることがあります。「舌は内臓の鏡」ともいわれており、風邪や胃腸が弱くなると舌が白っぽくなったり、舌に歯型がついたりしてむくんでいるときは水分の代謝が上手くいっていないということがわかります。

爪が曲がる（スプーン爪）、髪が細くなるというのも、貧血や栄養不足がわかるカラダの声。女性の場合は、化粧ののりでも変化を感じるときがあるでしょう。カラダの声が聞こえたとき、何を食べればいいのかは、次の章で詳しく紹介していきます。

自分の欲しているものがカラダに必要なものではない

「カラダの声を聞きましょう」と言うと、よく、「自分が食べたいものがカラダが欲しているものだ！」と言う人がいます。でも、果たして本当にそうでしょうか。

確かに、ラットを使ったアミノ酸の実験では、ラットはカラダに不足しているアミノ酸が含まれた餌を選んで食べた、という報告があります。しかし、人間の場合は必ずしもそうとは言い切れないように思います。

たとえば、毎日カップラーメンやスナック菓子などを食べている人が、これを急にやめることはできるでしょうか。むしろ、もっと食べたいと思うようになり、度が過ぎると肥満になり、その悪循環からはなかなか抜け出せなくなるでしょう。そのようなときに、「欲しているものがカラダに必要だ」とは言い切れません。

また、うつ病は栄養の偏りから起こるともいわれています。栄養素が不足してうつ病になり、それが悪化したときに、これまで食べていなかったものをとり入れるとか、食事で治そうという気にはなかなかならないものです。**カラダの感覚や行動が上手く機能していないときには、必ずしも食べたいものがカラダが必要としているものではない**ということになります。

一方、**適切な食事をしていくと、自分のカラダに必要なものがわかってくる**ことがあります。

以前、ある女子選手に、「甘いものが大好きで、食欲に毎回負けてしまいます。でも、自分が食べたいものがカラダに不足しているっていいますよね？」と尋ねられたことがあります。

しかし私は、「それは自分が強くなるための妨げ、言い訳だ」と彼女に指摘しました。なぜなら、スポーツ選手の場合は、ちょっとした心の隙が油断となり、勝負を決めることもあり、それをなくすには、日常生活での意識が大事だと思っているからです。

そんなやりとりから、彼女への栄養サポートが始まったわけですが、その後、アドバイスを重ねていくうちに栄養の知識を増やし、いまでは苦手だった料理も自分のカラダに必要なものを使って、楽しんで上手に作るようになりました。大好きなスイーツ（補食）は、大豆粉やおからなどを使って自分のカラダに合うものを作っているようです。

皆さんの場合は、そこまで気が張っていたら疲れてしまうかもしれませんが、何かを変えたければ、まずは行動することが大切です。**正しい知識を得て、カラダの変化を感じられるようになれば、「カラダの声」がもっと聞こえるようになり、食べることで健康になることは意外と簡単だと気づくはずです。**

気づきノートで食生活を再確認する

最近は、体重だけでなく、体脂肪量なども同時に測定できるものが多く、日常生活の中でも、**得られる情報がたくさんあります。これらの情報は、自分のカラダを知るために、どんどんメモしていくことをお勧めします。**

人間の記憶はあいまいなもので、「最近太った」と思っていたことが、メモで振り返ることで、実は「1か月前から体重が増えていてそれが定着していた!」なんてことにも気づかされます。

この気づきやハッとさせられることが、とても大事です。

また、**自分のカラダの変化と同様に、自分が何を食べているのかを、一度ノートなどに書き出してみるといいでしょう。**これは、私もよく選手たちに勧めている手法です。

たとえば、最近はダイエット志向や健康志向で、朝食はスムージーや果物だけなど軽めの人が増えています。野菜や果物などはビタミンが多く、一見ヘルシーですが、実は、果物はごはんやパンなどと同じエネルギー(糖質)が含まれており(P164参照)、選ぶものによってはごはんを食べているのと同じことになります。

ですから、スムージーなど料理の名前ではなく、自分が食べている食品をよく見てみる必要があります。**1日の食事でどんなものを食べたのかを「食事の気づきノート」に書き出してみると、自分の食べているものがいいのかどうか、何となくでも感じられるはずです。**

食事に「6つの要素」がきちんと含まれているかもチェックできます。さらに、いつ食べたのかもチェックするといいでしょう。

自分の食べたものを毎日紙に書くだけで痩せるという「レコーディングダイエット」が

食事の気づきノート（記入例）

2016年7月1日（金）	体重 55kg	体脂肪 23%

	[メニュー]	[主な食材] ※1	[量] ※2
[朝食]	牛乳	生乳100%	コップ1杯
	パン	食パン	6枚切り1枚
	目玉焼き	卵	1個
	果物	メロン	1/8切れ
[昼食]	チキンカレー	鶏肉 玉ネギ ジャガイモ	鶏肉多め
	野菜サラダ	キャベツ ニンジン キュウリ	キャベツ多め
[夕食]	ごはん	白米	山盛り1杯
	カツオの刺身	カツオ	6切れ
	肉じゃが	ジャガイモ 牛肉 糸こんにゃく	1個半くらい
	野菜サラダ	レタス トマト キュウリ コーン ツナ	レタス多め トマト半分 キュウリ半分
	豆腐の味噌汁	豆腐 ワカメ ネギ	豆腐1/8個くらい

※1　食材を書き出すことで、どんな食材をとったのかが明確になる。
※2　細かい量は不要。だいたいの量がイメージできる書き方で良い。

流行りましたが、考え方はそれと同じ。自分の気づきと意識の変化を促しましょう。

食べ物を選ぶときは「良い悪い」の理由を考える

自分の理想のカラダに近づくための食事をすると言うと、何かをがまんしなければいけないのか……とネガティブな気持ちになってしまう人もいるかもしれません。お菓子や間食はダメ、ファストフードは良くない、外食もあまり好ましくなく、手作りのお弁当や自宅で作って食べるのがいちばん良い。そんな漠然とした内容に「そうそう！」とうなずいてしまった人もいるでしょう。

たとえば、「お菓子はダメ論」。改めてダメかと聞かれると「ほんのちょっとならいいのでは？」と思ってしまう人は、「お菓子はカラダに悪い」という一般論に流されている可能性があります。

ですからまず、**良いなら良い、ダメならダメという理由を持つことが大切**です。

スポーツ選手は、理由がわかってダメなものは一切とらない場合が多いですし、ジュニアの選手でも、スナック菓子が好きでどうしてもやめられない子に、「食べちゃダメ！」

主なお菓子の原材料と特徴

[食品]	[主な原材料]	[特徴]
スナック菓子（ポテトチップス）	ジャガイモ、植物油、食塩、香辛料など	高脂質・高エネルギーで体脂肪が増加する
せんべい	うるち米、しょうゆ、砂糖、だしなど	血糖値が上昇しやすく、意外に太りやすい。揚げたものはスナック菓子と同様の特徴がある
クッキー	小麦粉、砂糖、ショートニング、鶏卵、バターオイル、植物油脂、マーガリンなど	サクサク感を出すために、ショートニングなどのトランス脂肪酸が豊富。脂質量も多い。食べ過ぎにとくに注意
大福もち	もち粉、砂糖、小豆など	糖質は高いが、小豆に含まれる食物繊維が血糖値の上昇を抑えてくれるので太りにくい
ショートケーキ	卵、小麦、乳など	脂質、糖質ともに高い。少量でもエネルギーが高めのものが多い
ゼリー	砂糖、果汁、ゲル化剤（ゼラチン・寒天）など	カロリーが低く、寒天やゼラチンは便秘改善や関節痛予防などカラダにいい影響を与える

ではなく「なぜ良くないのか」という理由をしっかり説明すると、あっさりやめることがあります。**栄養の知識を増やすことで理由づけになり、継続する力にもなるのです。**

さて、お菓子は、本当に食べないほうがいいのでしょうか？　少し考えてみましょう。一口に「お菓子」といっても、いろいろな種類があり、それぞれに特徴があります（P47参照）。原材料表示を見てみると、たとえば、スナック菓子はカラダに悪いイメージのとおりで、高脂質・高エネルギーで太りやすいですし、大福もちは実は血糖値の上昇を抑えてくれるので太りにくい。単純に、お菓子や間食がダメなのではなく、これらの特徴から判断し、「体脂肪が気になるから、今日はケーキではなくゼリーにする」「疲労気味だから今日は和菓子にしよう」もしくは「いまは全部必要ないなあ」「一口でやめよう」という、**その日の自分に合うものを臨機応変に選ぶようにすればいい**のです。

もちろん、これは生活スタイルによっても異なります。カラダを動かす仕事をしている人は、エネルギーが必要になるのでお菓子を食べてもいいですし、体脂肪が気になる人は余計なエネルギーはとらずに、自分の体脂肪をエネルギーにして使うほうがカラダにはいいわけです。

理想のカラダに近づくためには、いまこの食べ物を食べてもいいのか、悪いのかをまず

考える。そして、自分に合う食べ物をピックアップする。それだけでいいのです。

その食材が自分に「合う合わない」を明確にする

管理栄養士として仕事をしてきて、これまで多くの人たちと接してきました。オリンピックで金メダルをとった選手もいれば、プロとして国内外で活躍する選手、栄養士やトレーナーを目指す学生、ダイエットや生活習慣病を改善したい人など、その数は何万人にもなります。

その経験から食事を見たときに、**カラダに必要なものとそうでないものだけでなく、人によってカラダに合うものと合わないものがある**ということがわかりました。

食物アレルギーは、そのわかりやすい例です。食物アレルギーの原因となる食品を「アレルゲン」といいますが、この食品は人それぞれ。もちろん、食物アレルギーが起こらない人もいます。簡単に言えば、これがカラダに合うものと、合わないものの一つの例です。

もちろん、食物アレルギーまでいかなくとも、食べると下痢をするとか、胃もたれがするなどの症状が出やすい食品があるという人もいるかもしれません。

私の場合、ひき肉を使った料理は、消化するまで時間がかかるような気がしますし、海藻を食べ過ぎると翌朝胃酸が上がってくるような感覚で目が覚めることもあります。ですから、カラダにとっていい栄養素が多く含まれていることを知っていても、あまり食べ過ぎないようにしています。

このように、**自分のカラダに合う食品、合わない食品も、一度時間があるときに書き出してみましょう。**自分に合う食品には、「これを食べたら調子がいい」というだけでなく、「食べたときにいいことがあった」という思い出が強い食品も挙げてください。

逆に自分に合わない食品には、「食べたら下痢や嘔吐をした」ということや、「食べて嫌な思いをした」など、食品を見ただけでマイナスの感情が出てきてしまうものも挙げてみてください。これだけでも、自分にとって合う食品と合わない食品が見えてくるはずです。

自分のカラダや感情の調子が悪いときに、自分が合わないとわかっている食品はとらないことはもちろん、調子が悪いときこそ合うものを選ぶ。そのように、食事を考えればいいのです。

また、テレビや雑誌などで「カラダにいい」と評判の食品でも、本当に自分にとって必要なものかどうかを考えるきっかけにもなります。

テレビなどで紹介されると、すぐに買いに走っていたものが自分に合わないものだったら、ふと立ち止まることができるでしょう。自分には合わないけれど、何が良いのだろうと、それまでは鵜呑みにしていた情報を考える時間ができるかもしれません。これは、とても大事なことです。

栄養価が高くても「ドカ食い」は逆効果

スポーツ選手が、卵の白身だけ、もしくは鶏のササミだけ食べてカラダ作りをするという話を聞いたことはありませんか?

余計な体脂肪を落として筋肉をつけるために、過酷なトレーニングを行いながら、限られた食材だけ食べる。確かに短期間で、こういったカラダ作りに成功する選手もいます。でも、逆に肉離れを起こすなど故障する選手もいます。理由は、トレーニングや治療法などいくつか考えられますが、食事が偏ったために起こったとも考えられます。

卵の白身や鶏のササミは、高タンパク低脂肪の食材です。タンパク質は筋肉を作る上で必要な栄養素ですが、タンパク質の代謝にはビタミンB_6、筋肉にはカルシウムやマグネシウムなどのミネラルも必要です。つまり、**一つのものだけ食べ続けると、他の栄養素が不足してしまい、吸収が落ちたりしてケガが起こりかねない**のです。

皆さんの中にも、便秘にはゴボウがいいと聞くと、ひたすらゴボウばかり食べたり、オリーブオイルがいいと聞くと、調理に使うだけでなく飲んでしまう人までいるようですが、ゴボウばかり食べて水分が不足しては悪循環ですし、オリーブオイルを飲んで逆に気持ち悪くなる場合もあります。

カラダにいいと思っていて積極的にとっていた食材でも、「ドカ食い」はやめましょう。栄養素が偏ってしまい、逆効果になりかねません。

栄養効果を高める食べ方をする

同じように食べていても、筋肉がどんどんついてカラダが大きくなっていく選手がいる一方で、食べてもなかなか筋肉がつかないと悩む選手もいます。また、食べたらすぐに太る人も、大食いなのにまったく太らない人もいます。

これは、よく「体質だから」と半ばあきらめている人もいますが、個体差などではなく、食べ方による影響もあります。

たとえば、食事をする際に、サラダなどの野菜から食べ始めることが習慣になっていて、それが実は太りにくくしていたとか、ごはんを最初に食べるのが小さい頃からのクセで、それが実は太りやすかったとか……。この何気ない食べ方のクセが「体質だから」を作っていることがあるので、自分の食べ方にクセや習慣があるかどうか、一度チェックしてみましょう。

ちなみに、食べる順番は、よくテレビなどでも紹介されているように、**最初にごはんやパンなどの主食から食べると血糖値が上がりやすく太りやすい。逆に、血糖値を上げにくくする食物繊維を多く含む野菜などを最初に食べると太りにくい。**これは、本当です。

さて、食事は何を何グラムとるというより、いろいろな食品を組み合わせて全体を考えるべきと言いましたが、**相性の良い食品を組み合わせることによって、栄養素の吸収を高める食べ方ができます。**

たとえば、「トンカツ×キャベツ」「焼き魚×大根おろし」のような組み合わせ。これは、油の多いものを食べたときに、胃を保護する効果のあるものを組み合わせて食べることにより、胃での停滞時間を短くし、胃に負担をかけずに消化ができる食べ方です。

また、主食であるごはんは糖質を多く含みますが、タンパク質も若干含みます。ただし、このタンパク質の「質」が悪いため、食べても効率が悪い。そこで、納豆などの豆製品と組み合わせると、ごはんのタンパク質は一気に質が良くなるのです。

目玉焼きにトマトなどのサラダを添えれば、卵に不足しているビタミンCや食物繊維を補うことができますし、よく焼肉定食にワカメスープがついてくるのは、肉のとり過ぎによる便秘を予防することが期待できるからです。

油は、それだけを考えるとカラダにはあまり良くないと考えがちですが、たとえばチャーハンは米を油が包み込むので血糖値を上がりにくくしますし、緑黄色野菜と油を一緒にとると脂溶性ビタミンの吸収が良くなります。

このように、食事はトマト1個40キロカロリーなどという**食品単体の栄養素よりも、食品と食品が組み合わさった食事全体で考えることで、吸収を高めて単体では得られない効果を発揮することができたり、食品同士が足りない物を補ったりすることができるのです。**

ただし、「梅干し×ウナギ」のように、昔から言い伝えられていて正しいと思われがちな食べ合わせにも、科学的な根拠がないものがあるので注意しましょう。

食品表示をチェックするクセをつける

食事をするときは、食材選びももちろん大切なポイントです。

実際、食品を購入する際に、皆さんは何を基準に選びますか？

もちろん価格は大事です。新鮮かどうか、色や見た目も重要です。商品のネーミング、もしくは「糖質カット」というような謳い文句などで、思わず手が伸びるということもあるでしょう。

でも、食品の本当の中身を知りたいと思ったら、表よりも裏が大事。**パッケージの裏に表示している原材料や栄養表示をしっかり見るクセをつけましょう。**原材料は、使用するものが多い順で表示されています。ですから、**普段、あまり見かけないものが原材料の最初のほうに書いてあるものは避けてください。**

同じようなものが、同じような価格で売られていても、中身を見ると違いがあるものがあります。

その代表的なものが、牛乳です。

牛乳と呼べるのは、生乳100パーセントのものだけ。低脂肪牛乳は生乳から脂肪をと

牛乳・乳飲料の原材料表示例

種類別名称	牛乳
商品名	○△3.5牛乳
無脂乳固形分	8.3%以上
乳脂肪分	3.5%以上
原材料名	生乳100%
殺菌	130℃2秒間
内容量	1000ml
賞味期限	上部に記載
保存方法	10℃以下で保存してください
開封後の取扱	開封後は、賞味期限にかかわらず、できるだけ早くお飲みください。
製造所所在地	東京都港区新橋6-18-5
製造者	(株)○△食品　東京工場

◆牛乳
「生乳100%」
◆加工乳
「生乳(50%以上)、脱脂粉乳、クリーム」
◆乳飲料
「生乳(50%未満)、脱脂粉乳、砂糖、コーヒー抽出液、香料、カラメル色素」

牛乳の食品表示でもっとも注意したいのは「原材料名」。
牛乳、加工乳、乳飲料でそれぞれ生乳を使用している割合が異なる。

り除いたもの、加工乳は乳製品などを混ぜ合わせて作られたものです。市販のイチゴミルクやコーヒー飲料は、牛乳に少し味がついただけという認識で飲んでいる人がいるかもしれませんが、乳飲料です。商品名に「牛乳」という文字がないのが、牛乳ではない何よりの証拠です。

また、プレーンヨーグルトには、原材料が「生乳100パーセント」のものもあれば、「乳製品」と書かれているものもあります。牛のえさや状態によって牛乳の栄養成分にバラツキが出ることがあり、それを抑えるためにあえて脱脂粉乳などの乳製品を原料としているものがありますが、当然生乳100パーセントのほうが、栄養も味覚も上です。

ちなみに、コーヒーに入れるクリーミーパウダーや、コーヒークリームといわれるあの白い液体……。よくコンビニのコーヒーサーバーの横に入れ放題の状態で置かれていますが、このことから、安価なものであり、乳製品でないのはお気づきかと思います。

原材料を見ずに食材を選ぶと、栄養価が高いと思って買ったのに、**実は栄養価が高いものを「食べたつもり」になっている場合があります。それが、カラダに悪影響を与えているかもしれません。**

栄養を考えて食べているのに効果が感じられない、いつもと味が違うと思ったときは、それが本物かどうかを確認する必要があります。**飽食の時代で、食品の本当の姿が見えにくくなったいまこそ、商品の名前で購入するのではなく、原材料や栄養表示をチェックする、そんな習慣が大切です。**

【コラム❶】——スポーツ選手の食事

「観察が人生を変える!?」

最近は、多くのスポーツ選手たちが食事のとり方にかなり気を使っており、「食事を変えたらカラダの動きがいい」というようなコメントを皆さんも聞いたことがあるかと思います。

その食事のとり方をサポートするのが、私の仕事です。

個人をサポートする場合は、選手から毎食の写真をメールなどで送ってもらいアドバイスを行います。練習には可能な限り顔を出し、選手のコンディションを自分の目で確かめ、選手とのコミュニケーションをとりながら、目標が達成できるようにサポートします。当然意識がとても高いので、アドバイスに対しての反応もいいですし、食事に対して積極的な選手が多いです。

ここまで話すと、「スポーツ選手＝食事を意識している」「やっぱりスポーツ選手はストイックだ」と感じるかもしれませんが、必ずしもそういう選手ばかりではありません。

チームをサポートする場合、毎日の食事だけでなく、遠征先のホテルの食事を調整したり、選手個々に食べているものについてアドバイスをしますが、栄養に対する知識や意識はさまざまです。「食事はストレス」「お菓子が大好き」と公言する選手ももちろんいます。

こういう選手は一見感じが悪く見えますが、自分の気持ちをはっきり口に出せるので、その選手自身が変わると、周りに大きな影響を与えたりすることもあります。

さて、食事に対してまったく興味を示さない選手に、食の大切さを理解させるためには何が必要だと思いますか？

豊富な知識、巧みなプレゼンテーション、献身的なサポート……、それらはもちろん必要です。でも、何よりも大切なのは、「観察」です。

毎日測定する練習前後の体重変動や、毎週測定する体脂肪率をチェックし食事を指導するだけでなく、練習での動きや水分摂取量をしっかり観察して、その選手に合う栄養アドバイスを行います。
そして、なぜそんな食べ方をするのか、なぜそう思うのか、なぜそのプレーをするのか……。たくさんの「なぜ？」を通して選手と会話し、選手への興味を示し、選手との信頼関係を築いていくのです。

これらの積み重ねで、最初は食に対して半信半疑だった選手が、隠しがちだったコンディションを伝えてくるようになります。「ちゃんとアナタを見ているよ！」ということが相手に伝われば、そこから必ず変化が生まれるのです。

これは何も、スポーツ界に限ったことではありません。家族間や職場の人間関係、友人関係など、どんな社会でも言えることではないでしょうか。

ちなみに、「食べることはストレスだ」と言っていた、代表経験もある選手を観察し続けた結果、雑誌のインタビューの中で、彼はこう答えていました。「食べることはとても大事」。

その影響がチーム全体に表れたことは、言うまでもありません。

【第2章】
困ったときこそ
しっかり食べよう

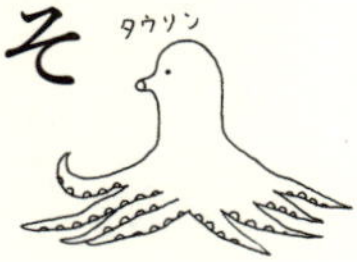

クスリに頼らず食べて体質を変える

10年後も健康で楽しく、好きなことをして過ごしていたい。

誰もがそう思うでしょう。できれば、医者にかからずクスリにも頼らない、そんな生活がしたいものです。でも、実際、「クスリになんて頼らない！」と思っていても、少し風邪気味だったり、ちょっとでもお腹が痛いと、ひどくなる前にクスリを飲んでしまうという人も多いのではないでしょうか。

確かに、痛くて動けなくなるよりは、クスリを飲んで痛みを抑えて時間を有効に使ったほうがいい気がします。飲み過ぎは良くないけれど、ときどきならクスリを飲んでも問題ないと思っている人もいるでしょう。でも、ここでちょっとクスリの副作用について考えてみましょう。

たとえば、抗生物質。カラダで悪さをする菌を殺してくれる素晴らしいクスリですが、良い菌まで殺してしまいます。というのは、糖質の代謝や肌などに関係する「ビオチン」や、血液を作るときに関わる「ビタミンB12」などは、それらを食べなくても腸内細菌が作ってくれる栄養素なのですが、抗生物質を飲むと腸内細菌は死滅し、腸内環境が崩れてしまうのです。腸内環境が崩れると、免疫力が落ちる原因にもなり、善玉菌が少ないと便秘などにもなりがち。ですから、腸内細菌がいつも作ってくれていた栄養素を、いつも以上にしっかりとらなければなりません。

抗生物質によって体調は回復するかもしれませんが、抗生物質によってカラダには大きな変化が起こってしまうのです。

痛み止めのクスリの場合はどうでしょう。クスリを飲めば、もちろんカラダは痛みを感じません。でも、なぜ痛みが出たのかを考えてみると、カラダの細胞が傷ついていたり、どこかに炎症が起こっているから痛みが出るわけで、いわばカラダのSOSのサイン。このサインを受け止め、原因を追究しなければなりません。

クスリで痛みを止めて普段どおりに動いてしまったら、カラダへの負担は大きく、クスリが切れたときにさらに大きな痛みになったり、症状が悪化する原因になることもあるのです。

いま飲んでいる1粒のクスリが、10年後には増えていることは容易に想像できます。だから、もしいまクスリを飲むことが習慣になっている人は、食べて体質を変える、健康になる習慣を身につけて少しずつクスリを減らすようにしていきましょう。

［症状別食べ方❶］メタボリック症候群・高血圧・高血糖

若い女性は痩せ願望が強く、中高年になると体重やメタボリック症候群（メタボ）が気になる、というのが最近の傾向です。

ただし、実際にそういう願望を持っている人に限って、自分の適性体重を知らないことが多い。若い女性は「自分は体重が多い」、中高年は「体重が多いけどまだ大丈夫」と勝手に思い込む傾向があるので、まずは自分の適正体重をチェックしてみましょう。

◆　適正体重＝身長（m）×身長（m）×22

適正体重よりも体重が多い場合、とくに中高年はメタボに注意が必要なので、体重のコントロールが必要になります。体重が多いからといってメタボ患者というわけではありませんが、**メタボの診断基準に含まれる血中コレステロール、血圧、血糖の数値はすべて、体重をコントロールすることでそのほとんどが解決できるからです。**

そして、体重増加の原因の多くは、「糖質のとり過ぎ」が影響しています。

メタボリック症候群の診断基準

ウエストの周囲径が男性85センチ以上、
女性90センチ以上で、かつ、

❶ 中性脂肪値 150mg／dl以上
HDLコレステロール値 40mg／dl未満
（いずれか、または両方）

❷ 収縮期血圧（最高血圧）130mmHg以上
拡張期血圧（最低血圧） 85mmHg以上
（いずれか、または両方）

❸ 空腹時血糖値　110mg／dl以上

❶～❸の項目で2つ以上当てはまる人が、
メタボリック症候群に該当する。

太っている人は、揚げ物や脂っこいものは避けますが、メタボの元凶である糖質には無頓着のことが多い。ですから、まず、糖質だけをとり過ぎていないか振り返ってみましょう。

丼物や、パンとパスタ、ラーメンとチャーハンという「糖質×糖質」というメニューは肥満へまっしぐら。安いし満足感もありますが、極力避けてください。また、糖質を控えているつもりでも、意外に糖質をとっている場合もあります。たとえば、和食の場合、砂糖やみりんで結構糖質が使われていたり、トマトや玉ネギなどの糖質が少ない野菜でも、量が多くなると糖質を結構とってしまうことになります。タンパク質だと思って食べていたきなこなどからも、糖質がとれていることもあります。

このように、糖質が多い食事は、当然血糖値が上がります。そして、急激な血糖値の上昇、下降で起

こる「グルコーススパイク」で生じたAGEs（糖化最終生産物）という悪いタンパク質や活性酸素が血管を傷つけ、それによって動脈硬化などが起こりやすくなります。

そのことから最近は、食後の血糖値の上昇度を示す「GI値」（P93参照）が高いものをたくさん食べることを控えるというような、なるべく血糖値を上げない食べ方や、主食を抑えてタンパク質や脂質からのエネルギーをとることを勧める人もいるくらいです。極端な糖質制限は必要ありませんが、そもそも日本人は糖質をとり過ぎている傾向があるので、多少の糖質制限はしたほうがいいのです。

栄養サポートしている選手の中にも、「ごはんはパワーの源」と思っている選手がいました。でも、「米神話」から離れ、量をコントロールさせたところ、余計な体脂肪は落ち、カラダにキレが出て見違えるような動きを見せるようになりました。メタボが気になる人も、一度「米神話」から離れてみることをお勧めします。

また、体重コントロールは食事を見直すとともに、運動も併用することが大切です。

食事だけで体重を1キロ落とす場合、過酷な食事制限が必要になり、過度なストレスがかかる場合もあります。かといって、運動だけでも、たとえばエアロバイクを30分こいでもエネルギー消費量はアメ1個分……という場合もあります。食事か運動のどちらか一方で体重を落とすのは効率が悪く、リバウンドの原因にもなりかねません。しかし、**「食事×運動」なら効率が良く、ストレスにもなりません。運動して筋肉量を増やすことで、運動していないときでも自然に代謝を高めることができます。**

運動が苦手な人や、忙しくて時間がない人でも、エレベーターは使わずなるべく階段を使うとか、1駅手前で下車して歩く、というような日常生活の中でできる運動をぜひとり入れてみましょう。

[体重をコントロールするコツ]

❶適正体重を知る

❷糖質中心の食事は避ける
(ラーメン×チャーハン、パスタ×パン、丼物)

❸血糖値が上がる食べ方は避ける
(ごはんから食べ始めない、GI値の高いものばかり食べない)

❹運動を併用する
(糖質を制限する食事だけでなく、日常的にカラダを動かすようにする)

【症状別食べ方❷】原因不明のだるさ・慢性疲労

忙しさが続いていたり、疲労の原因を自分でわかる場合はまだ良いものの、いつもと同じ生活をしているのになぜかだるい、朝起きられないなど原因不明の体調不良は問題です。そういうときは、まず前日だけでなくここ数日間の食事内容を振り返ってみましょう。

極端に食事量が減っている場合は問題です。健康なカラダを作る食事の6つの要素（P34参照）がきちんととれているか、確認してみましょう。こういうときに「食事の気づきノート」（P45参照）が役立ちます。

また、食べ過ぎもだるさの原因です。とくに、脂っこいものを食べ過ぎると、油が消化吸収されるまでに時間がかかり、カラダに負荷をかけてしまうのです。これについては「胃もたれ」の症状で詳しく解説しますが（P71参照）、**食べ過ぎや、脂っこいものをたくさん食べていないかどうかをチェックし、余計なものは排除しましょう。**

その上で、次は必要なものがとれているかを考えます。

疲れたときに飲む栄養ドリンクの成分表を見てみると、何をとればいいのかのヒントが隠されています。疲労回復の栄養ドリンクには、**ビタミンB_1、ビタミンB_2、タウリン、こ**

の3種類は必ず入っています。ということは、これらが疲労回復に効果のある栄養素だということがわかります。

ビタミンB_1は、豚肉やウナギ、レバー、ゴマなどに多く含まれます。ビタミンB_2は納豆や牛乳など、タウリンはイカやタコなどの魚介類に多い成分です。

このビタミンB群は、**1食でたとえば1日の必要量の10倍とっても、余分なものは尿から排泄されてしまいます。つまり、一度にたくさんとるよりは、こまめにとるほうがいい。**疲れたからといって、昼食にウナギと豚キムチを食べるより、昼はウナギ、夜は豚肉と分けたほうが効果的というわけです。

また、食事でタンパク質をしっかりとることも大切です。**タンパク質をきちんととり切れていないと、カラダを作る栄養素が不足しカラダが「壊れっぱなし」の状態。疲れたという状態になってしまいます。**忙しいときは、おにぎりやパン、ラーメンといった糖質中心のメニューになりがちですが、タンパク質は毎日入れ替わる細胞を作り、生きていく上で非常に大切な栄養素ですので、積極的にとりたい栄養素なのです。

朝食はパンだけよりもゆで卵をプラスして、果汁100パーセントジュースではなく牛乳や豆乳にする。昼食はラーメンではなく、具が多い丼ものか肉や魚などの定食でも良いでしょう。昼食が肉の定食だったら夕食は魚にして、納豆や豆腐など豆製品をつける。これで、毎食主な種類のタンパク質がすべてとれることになります。

ちょっと意識をするだけで、タンパク質を効果的にとることは実は簡単。あとは、しっかり寝る。これで疲労は必ずとれます。

よく、疲れたときに栄養ドリンクやカフェインを含む飲み物を飲む人がいますが、**カフェインはとり過ぎると肝臓に負担がかかり、疲労回復どころか、よりカラダ全体を疲れさせてしまう場合があります。**また、中毒性もあるので、習慣にならないように注意しましょう（P151参照）。

[とりたい栄養素]

❶タンパク質
（肉類、魚介類、卵、豆製品、乳製品）

❷ビタミンB1
（豚肉、ウナギ、レバー、ゴマなど）

❸ビタミンB2
（納豆、牛乳、レバー、ウナギ、サバ、マイタケ、卵、チーズなど）

❹タウリン
（イカ、タコなどの魚介類）

[避けたい食べ物]

❶脂っこいもの
（揚げ物、菓子パンなど）

❷カフェイン
（コーヒー、栄養ドリンクなど）

[お勧めのメニュー]

❶八宝菜
（豚肉、イカ、野菜など）

❷杏仁豆腐
（牛乳、果物など）

❸イカ納豆
（イカ、納豆、ゴマなど）

❹クリームシチュー
（豚肉、牛乳、野菜など）

❺シーフードサラダ
（タコ、野菜など）

［症状別食べ方❸］胃もたれ・胸やけ

胃は、食後と空っぽのときでは大きさがまったく違い、食べ物が入ってくると風船のように膨らみます。その大きさは、1・5～2リットルくらいといわれています。

食べたものは、胃酸などにより消化され数時間で小腸に送られますが、量が多ければ多いほど、送られるまでの時間がかかります。**いつも胃もたれに悩まされている人は、まず自分の胃が働きやすい量や内容の食事をしていない可能性があります。**

いつも以上に食物やアルコールが胃に入ると、それを消化しようと胃は働きます。これは、いつも以上の量の仕事をする、もしくは高強度の運動をすることと一緒とたとえれば、わかりやすいかもしれません。

とくに、脂っこいものを食べ過ぎたときに、胃もたれで気持ち悪くなるのは、油が消化吸収するまでに時間がかかるから。食べたものが胃から小腸に送られるのに、脂っこいものは8時間以上かかることもあります。必要以上に油をとり過ぎると、カラダはそれを消化吸収しようとパワーを使うのです。

そして、その油が新鮮なものならまだいいのですが、時間が経ち酸化した油や、菓子パンやお菓子などによく使われるショートニングなどの悪い油は要注意。

油については、後ほど詳しく解説しますが（P158参照）、悪い油の場合、胃はますます働かなくてはならず、消化できないと胃もたれのような症状を起こすのです。ですから、量や内容の選び方はとても大切です。

ただし、量は人によって大きく違います。テレビ番組の大食い競争に出てくるような人は稀ですが、感覚的に自分は結構食べられる、もしくは食べられない、ということは気づいているかと思うので、それをまず基準に考えましょう。

そして、適度に満腹感が得られる「腹八分目」で食べること。満腹中枢が刺激されるのには、**食べ始めてから20分くらいかかるので、ゆっくり食べるようにするといつもより少ない量でも満足感は得られます。**

危険なのは、早食いです。10分で食べ終わってしまっては満腹中枢が働かず、満足感は得られません。**よく噛んで物を食べるようにすれば、唾液の分泌も良くなるので、さらに胃の負担が減るのです。**

食事は、とにかく脂っこいものは避けましょう。

そして、**胃を保護するためにはキャベツがお勧めです。**キャベツには胃薬の名前にもなっているキャベジン（ビタミンU）が含まれており、胃を保護する効果があります。
また、よく油がのった魚に大根おろしが添えられますが、大根おろしには消化を助ける酵素が含まれています。実はこれも、胃薬に配合されていて、胃もたれや胸やけを解消します。**サトイモや納豆、オクラ、なめこなどのぬるぬるした成分であるムチンも、胃には効果的。**ただし、これらは熱に弱いので、火を通し過ぎないようにしましょう。

[とりたい栄養素]

❶ビタミンU
（キャベツ、レタス、パセリなど）

❷ムチン
（納豆、サトイモ、オクラ、ヤマイモ、なめこなど）

❸消化酵素
（大根、ヤマイモなど）

[避けたい食べ物]

❶脂っこいもの

❷アルコール

[お勧めのメニュー]

❶スムージー
（キャベツ、キウイ、バナナなど）
→レシピP208

❷ネバネバ小鉢
（オクラ×サトイモ、納豆×ヤマイモ）

❸煮物
（サトイモ、大根など）

【症状別食べ方❹】頭痛

頭痛には、緊張型頭痛と片頭痛、群発頭痛があります。

緊張型頭痛は、頭痛の中でももっとも悩んでいる人が多く、血行が悪くなり筋肉が緊張し肩がこる、またはその逆で筋肉が張って血行が悪くなるときに起こります。ですから、まずは血行を良くすることが大切です。

片頭痛は女性に多く、頭蓋骨内の血管が広がり神経が圧迫された状態になると起こります。ですから、血管を膨張させるものを避けるようにします。ここで関係するのが、セロトニンです。よく「幸せホルモン」といわれ、不足するとやる気が落ちたり、不眠の原因などになる神経伝達物資ですが、セロトニンが過度なストレスなどで一気に放出され、なくなると、逆に血管が広がり、神経が圧迫され片頭痛が起こるのです。

男性に多い群発頭痛は、同じ時間に頭痛が起こるため、体内時計が関与していることも指摘されています。

頭痛はさまざまな原因で起こりますが、すべてにおいて水分が関係しています。**クスリ**

を飲んでも頭痛が改善されない場合、水分をとることで血流が良くなり改善されることがあります。

実は、スポーツ選手には頭痛持ちが多く、体質を理由にあきらめている場合がありますが、慢性的な頭痛は体質ではありません。スポーツ選手は練習だけで体重が2〜3キロ落ちることがあるのですが、それは体脂肪が落ちたのではなく、体内の水分が減るから。こういうとき私は選手たちに、練習前や練習中にしっかり水分をとる、食事する際には必ず味噌汁と水を飲むことを意識させます。

自分ではきちんと水分をとっているつもりでも、量を計ってみると意外と少ないことがあります。頭痛持ちの人は、一度、自分がどれくらい水分をとっているかを、1週間くらい記録してみてもいいかもしれません。

そして、頭痛の解消には食べ方にも少しコツがあります。

まず、**頭痛を起こす血管の炎症を抑えるために、魚の脂質であるDHA・EPAやアマニ油、エゴマ油など「オメガ3」をとりましょう。これは、すべての頭痛に共通します。**オメガ3は、最近では認知症の予防にも効果があるともいわれています（P121参照）。

その上で、緊張型頭痛の場合は、血行を良くする必要があるので、ナッツ類に含まれるビタミンEをとることがポイントです。

片頭痛は、セロトニンが不足しないように、その原料となるトリプトファンやマグネシウムをとること。トリプトファンは牛乳やマグロ、マグネシウムはアーモンドやゴマ、豆類などに含まれます。

群発頭痛の場合は、アルコールを控えることが最善策といえます。

一方、片頭痛には避けたい食品もあります。チラミンを含むチーズやレバー、亜硝酸ナトリウムを含むハムやソーセージ、手軽なのでよく使う人も多い旨味調味料にはグルタミン酸ナトリウムが含まれ逆効果になるので、なるべく使用は避けましょう。

[とりたい栄養素]

すべての頭痛

❶水分

❷オメガ3
(魚の脂質、アマニ油、エゴマ油など)

緊張型頭痛

ビタミンE
(アーモンド、ゴマなどのナッツ類)

片頭痛

❶トリプトファン
(牛乳、マグロ、バナナ、納豆など)

❷マグネシウム
(アーモンド、ゴマ、豆類、ホウレン草など)

[避けたい栄養素]

片頭痛

❶チラミン
(チーズ、レバー、チョコレート、キムチなど)

❷亜硝酸ナトリウム
(ハム、ソーセージなど)

❸グルタミン酸ナトリウム
(旨味調味料など)

群発頭痛

アルコール

[お勧めのメニュー]

すべての頭痛

果物とナッツの豆乳ボウル
(季節の果物、ナッツ類、豆乳)
→レシピP208

[症状別食べ方❺] 冷え性・肩こり・血行不良

「冷え性なんです」というスポーツ選手は、実は結構います。

冷え性は、筋肉をつけることで改善できるからと、スポーツを勧める人もいますが、筋肉量が多いはずのスポーツ選手でも、女性ホルモンや睡眠、自律神経などをコントロールする視床下部の異常が関係して、冷え性になる場合があります。

冷え性の選手は、練習や試合前のアップも普通の選手よりも時間がかかります。これは、選手にとっては大きな問題。そんなときに私がまず勧めるのが、**血流を良くするビタミンEです。手軽にとり入れられるナッツ類やゴマを意識してとるように勧めます。**中でも、ビタミンEの含有量がもっとも多いのが、アーモンドです。他のナッツの10～30倍も含まれます。

また、食事のときは、メインに魚を選ぶようにアドバイスします。頭痛の改善でも紹介したように、魚の脂に含まれるDHAやEPAは血流を良くします。

クルミも魚と同じ脂質を含むので、**冷え性の人は手軽にとり入れられるクルミやアーモンドを食事の際に数粒食べたり、間食でとり入れてみるのもいいでしょう。**ただし、脂質が多いので食べ過ぎに注意してください。

この冷え性改善の食べ方は、実は肩こりに悩んでいる人にも当てはまります。肩こりの原因は血行不良なので、肩や肩甲骨周りをストレッチしたり、針などで筋肉を緩めるなども必要ですが、食べ方を変えることでも改善できるのです。**冷え性、頭痛、肩こり、血行不良は必要な栄養素が共通**しており、それぞれが深く関係していることがわかります。

そして、しっかり水分をとることも忘れずに！　血液の60パーセントを占める血しょうは、90パーセントが水分。血流を良くするためには、水分がもっとも大切です。

[とりたい栄養素]

❶水分

❷ビタミンE
（アーモンド、ゴマなど）

❸DHA・EPA
（魚の脂質、マグロ、サバ、クルミなど）

[避けたい食べ物]

冷たいもの

[お勧めのメニュー]

❶マグロとアボカドのサラダ
（マグロ、アボカド）

❷豆乳グラノーラ
（豆乳、ナッツ、シリアル）
→レシピP209

❸サバのゴマ塩焼き
（サバ、ゴマ）

[症状別食べ方❻] ストレスがたまる・イライラする

仕事や人付き合い、もしくは子どもがなかなか泣きやまないなど、やらなければいけないことや我慢しなければならないことがたくさんあると、それがストレスの原因になります。でも実は、それだけでありません。

花粉症の時期はその季節自体がストレスになりますし、騒音や部屋の匂いも気になるときがあります。また、近年は電磁波の弊害も目に見えないストレスといわれており、現代社会は想像以上に心身に負荷がかかっているともいえます。

さて、ストレスがかかると、体内はどうなるでしょうか。

まず、**ビタミンCが消耗されます。ビタミンCは免疫力を高めたり、鉄の吸収を高めるなど、とても大切なビタミン**です。国の摂取基準では、成人の1日あたりの推奨量は100㎎ですが、もっととるべきで、私は、スポーツ選手にはこの10倍以上を意識させることもあります。ビタミンCは、とり過ぎると下痢をするという副作用がありますが、10倍以上とっても下痢をする選手は少なく、いかにカラダが欲しているのかがわかります。

ただし、一度にたくさんとるのではなく、こまめにとることがポイントです。水溶性ビタミンなので、まとめてとっても体内で蓄えておくことができず、吸収率は大きく低下してしまうからです。1日分を1食でとろうとせず、毎食確実にとることを意識しましょう。ビタミンCというと、よく「レモン！」と言う人がいますが、酸っぱ過ぎて食べるのは容易ではありません。レモン以外でも果物全般、トマト、ブロッコリーなどの野菜にもビタミンCは含まれていますし、ジャガイモには熱に強いビタミンCが含まれています。

食事でビタミンCをとるのが難しい場合は、**ビタミンCを多く含む果汁100パーセントジュースでも代用できます。**濃縮還元ジュースは、成分をチェックしビタミンが多いものなら有効です。**このときも、時間を空けて少しずつ飲むほうが効果的。**ただし、ブドウジュースにはビタミンCはほとんど含まれていないので注意してください。

ストレスがたまっているというより、「些細なことでイライラしてしまう」と感じたら、それはカルシウム不足のサイン。ここ最近の食事でカルシウムがきちんととれているかを振り返ってみるとともに、**心を穏やかにするための幸せホルモン「セロトニン」を作るトリプトファンをとるようにしましょう。**

トリプトファンは、牛乳やマグロで補給できます。さらに、乳酸菌をしっかりとって腸

内環境を良くすれば、自律神経の乱れからのイライラを予防できます。

イライラしたときに、甘いお菓子やコーヒーなどカフェインを多く含んだものをとるのは逆効果。砂糖で血糖値が乱れたり、カフェインによって興奮することは、イライラを助長させてしまうだけです。

［とりたい栄養素］

❶ビタミンC
（果物、トマト、ブロッコリー、ジャガイモなど）

❷トリプトファン
（マグロ、牛乳、バナナ、アーモンドなど）

❸乳酸菌
（納豆、キムチなど）

❹カルシウム
（乳製品、小魚、豆類など）

［避けたい食べ物］

❶甘いお菓子

❷カフェイン
（コーヒーなど）

［お勧めのメニュー］

❶バナナジュース
（バナナ、牛乳）

❷マグロオクラ納豆
（マグロ、オクラ、納豆）

❸フルーツヨーグルト
（ヨーグルト、キウイ、グレープフルーツなど）

【症状別食べ方⑦】膝痛・腰痛・ひじ痛

膝をグルグル回しながら、足腰の不調に効くサプリメントを紹介するテレビＣＭが話題ですが、このサプリメントにはグルコサミンやコンドロイチンが含まれています。つまり、膝痛や腰痛に悩んでいる人は、これらを食事からとればいいわけです。

ただし、サプリメントの原料はエビやカニの甲羅。エビのしっぽは食べられるとしても、カニの甲羅までは食べられません。だから、サプリメントが人気なのかもしれませんが、実はこれらは、ネバネバしたものに含まれる成分。**納豆やなめこ、オクラなどのネバネバ成分が、実は関節に良いのです。**

また、関節に痛みがあるときに病院に行くと、ビタミンB_{12}を含んだクスリが処方されることがありますが、それを食べ物で補うことで痛みが改善できます。**ビタミンB_{12}は、レバーや貝類、のりなどに多く含まれる神経伝達に関与する栄養素。「神経のビタミン」ともいわれ、**末梢神経の損傷で起こる腰痛の場合、ビタミンB_{12}を補うことでその損傷を修復することができます。

運動時のケガや加齢により、腱や靭帯に不安を抱える人は、コラーゲンとビタミンＣを

積極的にとるといいでしょう。コラーゲンは豚足やナンコツ、手羽先など、ビタミンCは果物やブロッコリーなどの野菜に多く含まれます。実はビタミンCは、免疫力を上げるだけでなく、肌や血管などのコラーゲンの合成にも関与する優秀な栄養素。ですので、コラーゲンと一緒にとることで効果がさらに高まります。

食事と同じくらい大切なのは、筋肉をつけることです。たとえば、膝をケガしたスポーツ選手は、膝の負担を減らすために大腿（太もも）に筋肉をつけますが、患部以外の筋力を強化することによって、患部の負荷を減らし、痛みを軽減することができます。

［とりたい栄養素］

❶コンドロイチン、グルコサミン
（エビやカニの甲羅、納豆、オクラ、のりなど）

❷ビタミンB12
（レバー、貝類、のりなど）

❸コラーゲン
（豚足、豚耳、ナンコツ、手羽先、ゼラチンなど）

❹ビタミンC
（果物、トマト、ブロッコリー、ジャガイモなど）

［お勧めのメニュー］

❶メカブ納豆
（メカブ、納豆）

❷手羽先の煮物
（手羽先、アサツキ）
→レシピP209

❸焼きとり
（ナンコツ、手羽先）

【症状別食べ方❽】顔色が悪い・貧血

貧血＝女性に多い、というイメージがありますが、最近は男性にも貧血に悩まされている人がいるようです。貧血は、血液の働きが鈍くなるため血行が悪くなり、当然体温が低くなります。そして、顔色が悪い、疲れがとれない、だるい、立ちくらみがするなどの自覚症状が出る場合もあります。

そのチェックに欠かせないのが、まず爪です。白っぽくなったり割れやすくなっていたら軽度の貧血、爪が反っている（スプーン爪）場合は重度の貧血です。そして、目の下まぶたを下に下げてみて（あっかんべー！）、白くなっていたら貧血を疑います。

貧血に効く食べ物といえば「鉄！」とすぐに思いつくかもしれませんが、血液はタンパク質がないと作られません。ですから、まずは、**肉や魚介類、卵、豆製品、乳製品などの何らかのタンパク質を毎食食べているかどうかがもっとも大切です。**

その次に、鉄です。鉄は、レバーやホウレン草などに多く含まれますが、**鉄にも吸収が良い「ヘム鉄」と、吸収が悪い「非ヘム鉄」があります。**レバーなどに含まれる動物性の鉄がヘム鉄、ホウレン草など植物に含まれているものが非ヘム鉄だと考えていいのですが、ヘム鉄は吸収が良いといっても、食べたものの10～20パーセント程度しか吸収されません。吸収が悪い非ヘム鉄だと、なんと数パーセント程度。食べてもこの程度の吸収率ですから、いかに鉄を意識して食べることが必要かがわかると思います。

ただし、**吸収の悪い非ヘム鉄は、組み合わせによって吸収を高めることができます。このとき大事な栄養素が、ビタミンCやクエン酸です。**ビタミンCは果物や野菜、クエン酸は梅干し、キムチ、酢などに含まれますので、鉄をとるときはこれらを組み合わせたメニューを考えるようにしましょう。

また、**貧血にならないために、定期的に鉄をしっかりとるコツがあります。それは、毎日とりやすい、鉄を多く含む食品を覚えることです。**

納豆や豆腐などにはタンパク質はもちろん、鉄も多く含まれます。これらは非ヘム鉄なので吸収は悪いのですが、毎日これらを食べるようにし、週に何度かレバーや牛肉など吸収の良い鉄をとり入れるようにするのです。

毎日レバーを食べるのは大変ですが、納豆や豆腐であればとり入れるのは難しくないはずです。血液は、毎日生まれ変わっています。だから、今日だけたくさん食べればいいわけではなく、毎日とることが大切です。

鉄の多い食事をしているときは、コーヒーや緑茶を一緒に飲まないようにしましょう。コーヒーや緑茶などに含まれるタンニンが、非ヘム鉄の吸収を阻害してしまいます。食事で緑茶を飲む習慣を持っている人は、このときだけは控えて、代わりに果汁100パーセントジュースを一緒に飲むと、鉄の吸収を高めることができます。

さらに、**血液を作るために必要な栄養素に、ビタミンB群の葉酸とビタミンB_{12}があります。葉酸はその名のとおり、ホウレン草や小松菜などの葉物に多く含まれる栄養素。ビタミンB_{12}は、レバーや貝類、イワシ、のりなどに含まれています。**これらも意識してとることで、血液が効率良く作られ、体質の改善にもなります。

ところで、2015年に「日本食品標準成分表」(文部科学省)が大幅改定され、その中で「ひじき」が話題になったことを覚えている人もいるかと思います。

ひじきは、鉄を多く含むという理由で貧血の人によく勧める食材の一つですが、実はひじき自体にはこれまでいわれていたような鉄量は含まれていませんでした。

これには実は、調理で使われる鉄鍋が影響していました。いままで、ひじきは鉄が多いと信じてきた人にとっては残念な話ですが、逆に、鉄をとりたければ鉄の調理器具を使うといいという見方もできます。鉄瓶を使ってお湯を沸かすという使い方も有効です。
鉄、ビタミンA、ヨウ素は、「世界三大欠乏微量元素」といわれています。海藻をよく食べる日本人はヨウ素は比較的とりやすく、ビタミンAも緑黄色野菜や鶏肉などから摂取できますが、鉄だけは不足しがち。ですから、できるだけ意識してとるようにすることをお勧めします。

[とりたい栄養素]

❶タンパク質
（肉類、魚介類、卵、豆製品、乳製品）

❷ヘム鉄
（レバー、牛肉、シジミ、カツオなど）

❸非ヘム鉄
（ホウレン草、納豆、豆腐、卵黄など）
＋ ビタミンC
（果物、トマト、ブロッコリー、ジャガイモなど）
＋ クエン酸
（梅干し、キムチ、酢など）

❹葉酸
（青菜、ブロッコリー、豆類、レバー、のりなど）

❺ビタミンB12
（レバー、貝類、イワシ、のりなど）

[避けたい栄養素]

◆非ヘム鉄を取る場合
タンニン（コーヒー、紅茶など）

[お勧めのメニュー]

❶レバニラ炒め（レバー、ニラ）

❷豚キムチ（豚肉、キムチ）

❸ホウレン草のゴマ和え（ホウレン草、ゴマ）

❹納豆キムチ（納豆、キムチ）

❺豆腐サラダ（豆腐、トマト）

【症状別食べ方❾】眼精疲労・抗酸化作用（さびないカラダを作る）

皆さんは、一日にどれくらいスマートフォンの画面を見ていますか？

電車に乗っていると、自分の周りの人がほぼ全員、携帯電話に触れていることがよくあります。スマートフォンだけでなく、パソコンやゲームなど、目を使う時間は時代とともに増えています。

目を使う時間が長引けば、それだけ目は疲れます。目の充血だけでなく、目が乾く、かすむ、頭痛や肩こり、目の周りがピクピクする、ということも眼精疲労の症状です。

これらの症状を予防、緩和するために、目薬を使う人も多いかと思いますが、これが何を食べれば良いかのヒント。**目薬には、ビタミンEやビタミンA、タウリンなどの成分が含まれています。**

ビタミンEは、血行を良くするビタミンとしても紹介したとおり（P77参照）、アーモンドやゴマなどに含まれる栄養素です。

ビタミンAは、目の健康を維持する働きがあり、ウナギやレバーなどに多く含まれます。

また、**体内にビタミンAが不足すると必要に応じてビタミンAに変換されるとても優秀な**

栄養素があります。それは、トマトやニンジン、カボチャなどの野菜に多く含まれるカロチンです。ビタミンAは脂溶性ビタミンなのでとり過ぎには注意が必要ですが、カロチンは不足のときだけビタミンAに変換されるため、とり過ぎる心配がありません。ですから、眼精疲労が気になる人は、日頃からカロチンを多く含むものを意識して食べるようにするといいでしょう。

さらに、このビタミンAとビタミンEは相性が良く、ここにビタミンCが加わることで、「抗酸化」が期待できます。これらの**ビタミンA、C、Eは頭文字をとって、「ACE（エース）のビタミン」と呼ばれ、カラダにマイナスの作用を及ぼす活性酸素を除去する効果があります。**

活性酸素は、呼吸することで自然に発生するもので、名前だけ聞くととても良いもののように思えますが、実は逆。必要以上に増えることで、カラダの「さび」の原因となり、病気や老化の原因になるのです。ですから、**目の改善だけでなく、細胞自体をさびから守るためにも、ACEのビタミンはセットでとることを意識しましょう。**

目薬の成分に含まれるタウリンは、タコやイカ、貝類などに多く含まれますが、意外なところにもタウリンは存在します。なんと、スルメの表面についている白い粉は、タウリンなのです！　タウリンは、**目の疲れだけでなく肝機能にも作用し、疲労回復にも効果がある栄養素**なので、私も疲労気味の選手に勧めています。

目薬の成分にはありませんが、アントシアニンも目には大事。**ブルーベリーやブドウなどの紫色の色素に含まれ、網膜などに良い影響を与えます。**紫色ですから、古米や紫芋などにも含まれます。

「目を使い過ぎたなと思ったら、紫色！」と覚えておくと、わかりやすくて面白いですね。

[とりたい栄養素]

❶ビタミンE
（アーモンド、ゴマなど）

❷ビタミンA
（ウナギ、レバー、カボチャ、ニンジンなど）

❸カロチン
（トマト、ニンジン、カボチャなど）

❹ビタミンC
（果物、トマト、ブロッコリー、ジャガイモなど）

❺タウリン
（イカ、タコ、貝類、スルメなど）

❻アントシアニン
（ブルーベリー、ブドウ、黒豆など）

[お勧めのメニュー]

❶パンプキンサラダ
（カボチャ、牛乳、レーズン）
→レシピP210

❷フルーツヨーグルト
（ヨーグルト、ブルーベリー、オレンジ、イチゴ）

❸黒豆サラダ
（黒豆、ブロッコリー、ニンジン、レタス、ナッツ類）

［症状別食べ方⑩］肌のトラブル・抗糖化作用（カラダの焦げを防ぐ）

季節の変わり目で、肌の状態が変わることはありますが、何だか化粧の乗りが悪い、吹き出物が気になる、という症状が出たとき、食事で振り返ってほしいのはやはりタンパク質です。

タンパク質は、皮膚を作る基礎となります。ですから、極端なダイエットをしていて肉や魚を食べないとか、果物だけの食事では、肌つやがなくなったり、肌がボロボロになってしまうのです。忙しくてパンだけ、麺類だけにならないように注意しましょう。

また、「糖化」という言葉をご存じでしょうか？

これは、ごはんやパスタなどの主食や、ケーキ、果物などに含まれる糖質が、肌などのタンパク質と結びついてＡＧＥｓという悪いタンパク質を作り、カラダにとってマイナスの影響を与えてしまうことを指します（Ｐ66参照）。ケーキなどを焼いたときにできる「焦げ」にもたとえられます。

糖化で作られるＡＧＥｓの排泄が年齢とともに遅くなるため、ＡＧＥｓは年齢とともに増加します。ですから、肌荒れやくすみ、しみやしわなどの「肌の老化」が年齢とともに気になりやすくなるのです。

また、それだけでなく、**ＡＧＥｓは、骨や血管などにもマイナスの影響を与え、糖化が進むと動脈硬化や心筋梗塞などの原因にもなります。これは、タンパク質不足も原因ですが、長い間の糖質のとり過ぎによる影響もあります。**

では、糖化を防ぐためには、どういう食べ方が必要なのでしょうか？

それは、**「ＧＩ値」（食後の血糖値の上昇度を示す値）の低いものを上手に選ぶようにすることです**（左表参照）。主食の場合、雑穀や全粒粉などの食物繊維が多いもののほうが、白米や白いパンよりも低いですし、野菜はトマトや玉ネギ、ブロッコリーなどが低ＧＩ値、ニンジンやトウモロコシは高ＧＩ値。イモ類は、ジャガイモのほうがサツマイモよりも高い、というようなことを頭に入れておくといいでしょう。

それ以外に、肌のトラブルにはビタミンＡＣＥ（Ｐ89参照）や、ポリフェノールのフラボノイド（アントシアニン、カテキン、イソフラボンなど）、カロテノイド（リコピン、ルテイン、カプサイシンなど）も効果的です。これらは、「酸化」を防ぐ栄養素でもあります。

さらに、化粧品やサプリメントからもわかるように、ビタミンＣは美肌だけでなく美白

主な食品のGI値一覧

	高GI食品 70以上	中GI食品 55〜69	低GI食品 55未満
[主食]	もち、精白米、フランスパン、食パン、ビーフン、うどん、コーンフレークなど	麦、玄米、クロワッサン、ライ麦パン、スパゲティ、そば、玄米フレーク、強力粉など	黒米、全粒粉パン、春雨、オールブランシリアル、小麦全粒粉など
[肉類]			牛肉(バラ、ヒレ、タン)、豚肉(バラ、ロース、ひき肉)、鶏肉(モモ、ムネ、ササミ)、ベーコン、ソーセージ、牛レバー、など
[魚介類]		さつま揚げ、ちくわなど	アジ、イワシ、シメサバ、カツオ、シジミ、クラゲ、金目鯛、シラス、マダコなど
[野菜]	ジャガイモ、ニンジン、山イモ、切り干し大根、トウモロコシなど	西洋カボチャ、サトイモ、銀杏、サツマイモなど	カボチャ、らっきょう、ニンニク、ゴボウ、玉ネギ、トマト、キャベツ、大根、ピーマン、ナス、ホウレン草、エノキ、シイタケなど
[フルーツ]	イチゴジャム、パイナップルなど	バナナ、缶詰黄桃、スイカなど	メロン、柿、レモン、オレンジ、イチゴ、アボカドなど
[豆類]	こしあん	うぐいす豆、うずら豆、レンズ豆など	がんもどき、小豆、油揚げ、豆腐、クルミ、湯葉など
[卵・乳製品]			生クリーム、チーズ、バター、マーガリン、鶏卵、牛乳など
[調味料]	砂糖、ハチミツ、コショウなど		カレールウ、ねりわさび、味噌、ケチャップ、マヨネーズ、食塩、しょうゆなど

(参考:永田孝行著「一番わかりやすい低インシュリンダイエットの本　完全攻略版」朝日新聞社、2002)
※GI値は単品の値。組み合わせた場合の数値ではない。
※いまの段階では、データによって数値にばらつきがある。

にも効果的で、ニキビなどの炎症を抑えたり、皮脂などの出過ぎも予防します。また、**肌の弾力は、真皮の70パーセントを占めるコラーゲンで保たれていますが、そのコラーゲンに深く関与しているのがビタミンCでもあります**（P83参照）。

その他にも、**脂質やタンパク質の代謝を助けるビタミンB_2やビタミンB_6を意識することで、肌の状態をさらに良くすることができます**。何度も言うとおり、ビタミンCもビタミンB群もこまめに回数を多くとるほうが効率良く吸収されます。

[とりたい栄養素]

❶タンパク質
（肉類、魚介類、卵、豆製品、乳製品）

❷ビタミンA
（ウナギ、レバー、カボチャ、ニンジンなど）

❸ビタミンC
（果物、トマト、ブロッコリー、ジャガイモなど）

❹ビタミンE
（アーモンド、ゴマなど）

❺フラボノイド
（ブルーベリー、大豆、緑茶など）

❻カロテノイド
（ニンジン、エビ、カニなど）

❼ビタミンB_2
（レバー、ハツ、ウナギ、サバ、マイタケ、卵、チーズ、アーモンドなど）

❽ビタミンB_6
（ニンニク、豚肉、マグロ、サンマ、サケ、アジ、サバ、鶏ムネ肉、レバーなど）

[避けたい食べ物]

糖質中心の食事

[お勧めのメニュー]

❶レバニラ炒め
（レバー、ニラ）

❷サーモンマリネ
（トマト、サーモン、アーモンド、各種野菜）

❸チキンのチーズサンド
（鶏肉、チーズ）
→レシピP210

[症状別食べ方⑪] 風邪・免疫力を高める・腸内環境を整える

寒気がしたり、咳こんでいる人が周りにいると、風邪を引きそうな気がしてきます。そんなときには、免疫力を上げることが大事。それには、やはりタンパク質をきちんととることがポイントです。

また、**ビタミンAとビタミンCも免疫力に関与します。** **ビタミンAは脂溶性ビタミン。レバーやウナギなどに多く含まれることは前にお話ししたとおりですが、油と相性が良いため、油で調理することでさらに吸収が高まります。**たとえば、体内でビタミンAに変換されるカロチンを多く含むニンジンを、サラダとして食べるとします。そのとき、ちょっとオイルが入ったドレッシングを使うとか、オリーブオイルなどの脂質を少し足すことで吸収が高まり、免疫力アップにつながるのです。

油を使うことに抵抗がある人は、ノンオイルドレッシングなどでも構いませんが、その際はゴマやアーモンドをかけると、同じ効果を得ることができます。

ビタミンCは、果物やブロッコリーなどの野菜にも多く含まれますが、何度も言うとおり、「こまめにとること」がポイントです。

免疫力を高めるということで言うと、最近は、腸内環境が免疫力に80パーセントも関与するというデータも出ています。

いつも腸内環境を良い状態にするには、発酵食品（P174参照）であるヨーグルトや納豆、キムチなどの乳酸菌をしっかりとることが大切ですが、乳酸菌はバナナや玉ネギなどに多く含まれるオリゴ糖があると、さらに効率がアップします。「ヨーグルト×バナナ」「納豆×キムチ×すりおろし玉ネギ」というような、なるべく毎日食べられるメニューを見つけて、継続してとることが免疫力をアップさせるコツでもあります。

[とりたい栄養素]

❶タンパク質
（肉類、魚介類、卵、豆製品、乳製品）

❷ビタミンA
（ウナギ、レバー、カボチャ、ニンジンなど）

❸ビタミンC
（果物、トマト、ブロッコリー、ジャガイモなど）

❹乳酸菌
（ヨーグルト、納豆、キムチなど）

[お勧めのメニュー]

❶野菜サラダ
（ブロッコリー、ニンジン、ゆで卵、チーズ）

❷ヨーグルトバナナ
（ヨーグルト、バナナ）

❸納豆キムチすりおろし玉ネギ
（納豆、キムチ、玉ネギ）

［症状別食べ方⑫］ロコモティブ症候群・筋力低下

毎日使っている階段でも、「今日はしんどい」とか逆に「今日は足が軽い」と感じることがあるかもしれません。これが一時的なものなら心配ないですが、年齢とともに体力や筋力が衰えて、階段だけでなく歩くことすら疲労感を感じるようなことが続くと、カラダはそれに慣れてしまい、ますます体力が落ちてしまいます。そうならないように、筋肉の衰え（老化）は、予防や改善をしたいものです。

筋力アップには、筋肉の材料となるタンパク質はもちろん、その代謝を高めるビタミンB6が必要です。ビタミンB6は、ニンニクや豚肉、マグロ、サンマなどに含まれます。ただし、疲れが影響している場合は、一度にたくさんのタンパク質をとっても、消化不良の原因にもなりかねません。

そこでお勧めしたいのは、間食で補うこと。といっても、糖質や脂質の多いチョコレートのようなものだと、余計なエネルギーをとってしまい、脂肪がつき関節に負担がかかってツラくなるだけです。そうではなく、**チョコレートよりもヨーグルトを、ショートケーキではなくタンパク質が多いチーズケーキを選ぶようにしましょう。**

そして、食事を意識すると同時に運動は欠かせません。運動が苦手な人も、椅子に座っているときや、電車で立っているときなどに、お腹に力を入れるだけで体幹が強化できます。簡単にできる運動を、ぜひ日常生活にとり入れましょう。

ところで、最近「ロコモ」という言葉が注目されているのをご存じでしょうか？

正式には「ロコモティブ（運動器）症候群」といい、加齢により身体運動に関わる筋肉や骨、関節などの運動器の機能が低下し、歩いたり立ったりすることがスムーズにいかなくなることをいいます。実は、ロコモにより要介護・要支援になる高齢者も多いことが国の調査（２００７年国民生活基礎調査、厚生労働省）でも報告されており、**メタボだけでなくロコモも健康寿命を縮めているといわれています。**

ロコモを防ぐには筋力維持が重要なので、タンパク質が必要なのはもうおわかりでしょう。しかし、高齢になればなるほど、タンパク源である肉などは食べにくいと敬遠され、ごはんやパンなどの主食が多い食生活になってしまうのも事実。つまり、筋肉の材料が不足してしまうので、余計に筋肉は落ちやすくなるという悪循環がロコモにつながっているのです。もう一度自分の食生活を振り返り、主食中心になっている人は、いまからタンパク質をしっかりとるという強い意識と習慣をつけるようにしましょう。

タンパク質は、食べたときに生じる熱（食事誘発性熱産生）がいちばん高い。糖質は6パーセント、脂質は4パーセントなのですが、タンパク質は30パーセントもあります。つまり、**骨や筋肉になるタンパク質をしっかりとっても、糖質や脂質で同等のエネルギー量をとるよりも太りにくい。**

このように、エネルギーを消費し基礎代謝を高めることも、太り過ぎやロコモ予防に役立つのです。

[とりたい栄養素]

❶タンパク質
（肉類、魚介類、卵、豆製品、乳製品）

❷ビタミンB6
（ニンニク、豚肉、マグロ、サンマ、サケ、アジ、サバ、鶏ムネ肉、レバーなど）

❸カルシウム
（乳製品、小魚や豆類など）

❹オメガ3
（魚の脂質、クルミ、アマニ油、エゴマ油など）

[避けたい食べ物]

糖質中心の食事

[お勧めのメニュー]

❶チキンシチュー
（鶏肉、牛乳、ブロッコリー）
→レシピP211

❷麻婆豆腐
（豆腐、豚肉、にんにく）

❸焼き魚

❹チンゲン菜のゴマあえ
（青菜、ゴマ）

【症状別食べ方⑬】薄毛・髪が細い

髪の太さは、栄養状態を表す大切な「カラダの声」。栄養状態が悪いと、髪は細くなります。もちろん、シャンプーを変えると髪質が変わる場合があるので、それだけで栄養状態を正確に把握するのは難しいのですが、「最近髪の状態が良くない」という声が選手から上がった場合は、私は、食事内容や食べたものが上手く吸収できていないのではないのかと疑います。

髪の健康には、よく「ワカメがいい」と言う人がいます。薄毛で悩んでいる人の中には、一生懸命ワカメを食べているという人もいるかもしれません。しかし、残念ながら**巷に広がっている「ワカメ神話」は、髪にとっては効果がありません。**

ワカメの色が髪の色に似ているために広まったのかもしれませんが、そもそも髪の主成分はケラチンです。ケラチンは18種類のアミノ酸（システィン、グルタミン酸、ロイシン、アルギニン、セリンなど）からできていて、この中でシスチンが多いほど丈夫な髪質になります。だからといって、**シスチンもしくは18種類のアミノ酸をとればいいのか、といえばそうではなく、これらのアミノ酸をとるには、やはりタンパク質をしっかりとることが**

ポイントになります。

肉や魚介類、卵、豆製品、乳製品に含まれるタンパク質がカラダに入ると、アミノ酸になってカラダに吸収されます。髪の80パーセント以上はタンパク質、あとは脂質や水分、メラニンでできているので、まず、髪の中心的な栄養素を意識してとりましょう。

次に意識したいのが、亜鉛です。これは、ケラチンを体内で作る際に必要な栄養素で、亜鉛が足りないといくらタンパク質をしっかりとっていても効率が悪い、ということになります。亜鉛は牡蠣、牛肉、卵などに含まれており、これらの食材にはタンパク質も多く含まれているのでとくにお勧めです。

さらに、ビタミンB群、とくに**ビタミンB_2とビタミンB_6を意識しましょう。これらの栄養素は、肌の改善（P94参照）と同様、細胞の代謝に必要で、頭皮の皮脂の分泌や乾燥などにも影響を与えます。**ビタミンB_2はレバー、卵、豆製品、乳製品、青魚などに含まれており、ビタミンB_6はサケ、マグロ、バナナ、ブロッコリーなどに含まれます。

個人差がありますが、髪は1か月で約1センチ、つまり1日約0・3〜0・4ミリずつ伸びています。毎日休むことなく伸びているので、毎日髪に必要な栄養素をとることは丈夫な髪を作るには欠かせません。**1日だけ完璧に食べて満足するのではなく、髪に必要な栄養素を毎日継続して食べるようにしましょう。**

そして、これらの栄養素がしっかりとれて、さらにステップアップしたい人は、次に紹介する体臭予防の栄養素（P103参照）も意識しましょう。

最近、「あるコラーゲンが減少すると薄毛になる」というデータが国内で発表されましたが、そんなに簡単にそのコラーゲンが吸収されるわけでもありません。ですから、いまの段階では、髪は遺伝的な影響も受けますが、毛根細胞の老化防止や、髪が弱まる部分を強化する食べ方が、髪質改善にはいちばんの近道になるといえます。

[とりたい栄養素]

❶タンパク質
（肉類、魚介類、卵、豆製品、乳製品）

❷亜鉛
（牡蠣、牛肉、卵など）

❸ビタミンB_2
（レバー、卵、豆製品、乳製品、青魚など）

❹ビタミンB_6
（サケ、マグロ、バナナ、ブロッコリー、ニンニクなど）

[お勧めのメニュー]

❶カキフライ
（牡蠣、卵）

❷ミモザサラダ
（ブロッコリー、卵）

❸牛肉ガーリックステーキ
（牛肉、ニンニク）
→レシピP211

❹クラムチャウダー
（牛乳、牡蠣、ニンニク）

❺卵納豆ごはん
（卵、納豆）

❻バナナパンケーキ
（バナナ、卵、牛乳）

【症状別食べ方⑭】体臭・加齢臭

カラダの臭いが気になっている人が多いようで、制汗剤など体臭をケアする商品がたくさん売られています。男性の場合は「加齢臭＝おやじ臭」とも揶揄される体臭ですが、そもそも、加齢臭がする人としない人がいるのはなぜなのでしょうか？

もちろん、遺伝的な要素もありますが、食事が影響しているということは、皆さんもうすうす感じていることでしょう。

若い人でも、スナック菓子やドーナツなど脂質が多いものばかり好み、野菜不足になると、肥満になり体臭がキツくなります。これは、肥満だからカラダが臭うのではなく、とっている脂質に原因があります。

脂質には、カラダに必要なものと、逆に老化を進行させるものとがあります。カラダを老化させる悪い油には、トランス脂肪酸が多く含まれます。トランス脂肪酸は、「狂った油」とも表現され、牛肉や羊肉などにも微量ですが含まれます。ですから、肉だけ食べることはお勧めできませんが、**問題はそれら天然のものに含まれるよりも、油を加工するときに**

作られる、人工のトランス脂肪酸。ショートニングやマーガリンなどに多く含まれており、食感がよくなるためパンやクッキーなどに使われています。

このトランス脂肪酸をとり過ぎると、カラダに悪い影響を与えるだけでなく、加齢臭の原因となる物質「ノネナール」も作りやすくしてしまいます。

また、トランス脂肪酸に限らず、酸化した油が臭いの原因を作り出すので、体臭が気になる人は、酸化した油やトランス脂肪酸を多く含むスナック菓子やドーナツなどはなるべく避けましょう。パンにはマーガリンを塗るより適量のバターがいいですし、菓子パンやクッキーを購入する際は、なるべく原材料にショートニングが含まれていないものを選んだほうが、体臭だけでなくカラダ全体にもいい影響を与えます。脂質のとり方はとても大切なのですが、わかりにくくなっているので、後ほど詳しく解説します（P158参照）。

脂質と一緒に意識したいのが、ACEのビタミン。これは、細胞自体を「さび」から守り、抗酸化作用があることは、前にお話ししたとおりです（P89参照）。

抗酸化の栄養素が効率良くとれる野菜として、最近私がよく選手たちに勧めているのが、ブロッコリースプラウトです。運動によってカラダが老化しやすくなるのを防ぐためですが、加齢臭が気になる場合にも有効です。ただし、せっかく栄養価の高い野菜をとっても、悪い糖や油をとってしまっては、効果が激減どころか、悪影響を及ぼしかねません。ドレッシングなどの調味料を使うときは少し意識しましょう。体臭がとくに気になる人は、このようなちょっとしたことでも、差が出ている可能性があります。

それから、**お酒も体臭がキツくなる原因。アルコールを代謝する際にできる「アセトアルデヒド」が尿や皮膚から排泄され、臭いのもとになっています。**これは、加齢臭ではなく体臭全般にいえることなので、若い人でも体臭が気になる人は、アルコールはほどほどに。日常的に体臭が気になる人は、抗酸化ビタミンや食物繊維などを意識してとるといいでしょう。

［とりたい栄養素］

❶ビタミンA
（ウナギ、レバー、カボチャ、ニンジンなど）

❷ビタミンC
（果物、トマト、ブロッコリー、ジャガイモなど）

❸ビタミンE
（アーモンド、ゴマなど）

❹食物繊維
（キノコ類、こんにゃく、海藻、豆類など）

［避けたい食べ物］

❶脂質が多いもの
（とくにトランス脂肪酸）

❷アルコール

［お勧めのメニュー］

❶大盛りサラダ
（ブロッコリースプラウト、トマト、ニンジン、海藻など）

❷生フルーツ盛り合わせ

❸豆腐ステーキキノコあんかけ
（豆腐、キノコ類）

【症状別食べ方⑮】爪の色が悪い、折れやすい

爪は、いつも自分で確認ができる「カラダの声」。爪の変化は栄養状態を表します。爪の変化で代表的なものに、二枚爪、スプーン爪、爪が黄色い、という症状があります。二枚爪の場合、タンパク質不足や血行不良（P77参照）、貧血（P84参照）、ストレス（P79参照）など、スプーン爪の場合は貧血が疑われますので、それぞれの症状にあった食べ方をとり入れてみてください。

爪が黄色の場合は、黄色爪症候群という病気が原因のことがありますが、糖尿病でも爪が黄色くなることがありますので、医師と相談することをお勧めします。

興味深いのが、縦筋と横筋です。爪の横筋は健康状態を表し、根元から3ミリあたりは1か月前の体調を示しています。たとえば、健康状態が悪い場合は、その時期の横筋が濃くなっているかもしれません。縦筋は、実は皮膚でいう「しわ」のようなものなので、加齢で現れたり、睡眠不足で起こる場合もあります。

ただし、**自分ではしっかり食べているし、栄養状態は悪くないのに爪が割れやすいとい**

うときもあるかもしれません。そういうときは、ビオチンという栄養素を気にしてみましょう。

ビオチンは、皮膚や毛髪に関与するビタミンの一つで、卵黄や牛乳、大豆やピーナッツ、野菜ではカリフラワーに多く含まれます。爪が薄くて割れやすい人が摂取すると、厚みが増したり症状を改善することができます。

[とりたい栄養素]

爪が割れやすい

❶タンパク質
(肉類、魚介類、卵、豆製品、乳製品)

❷ビオチン
(卵黄、牛乳、大豆、ピーナツ、カリフラワーなど)

[避けたい食べ方]

タンパク質不足

[お勧めのメニュー]

❶ヨーグルトきなこ
(ヨーグルト、大豆)

❷オムレツ
(卵、牛乳)

❸マリネ
(豆、カリフラワー、ブロッコリー、トマトなど)

【症状別食べ方⑯】舌の色が悪い・ドライマウス

舌の色や形も、栄養状態を表します。個人差がありますが、まずは体調が良いときの舌の色や形を確認してみてください。ピンクっぽい色でしたら、健康状態は良好です。

しかし、黄色っぽくなっている場合、便秘などで老廃物がカラダにたまっているかもしれません。キノコ類やこんにゃくなどの食物繊維や、水分をしっかりとるようにすると改善できます。

舌自体が白くなっているのではなく、口臭の原因にもなる「舌苔」が付着して白っぽくなっているときは、胃腸が悪い場合に起こるサインでもあります（P71参照）。

体力が低下したときや、ドライマウスの人によく起こる舌がスベスベした状態は、貧血や亜鉛などのミネラル不足でも起こります。それを予防するには、こまめに水分をとることや、筋力低下（P97参照）や貧血（P84参照）のときの食事をとることがポイントです。

また、ドライマウスは、ガムを噛むと良いといわれますが、舌を強化することで予防ができます。**口を大きくあけて発声したり、舌を前にぐっと出したり、回したりします。年齢とともに落ちる筋力と同様、舌の衰えもトレーニングで予防しましょう。**

だんだん知識が増えると、いろんな症状と栄養のとり方が関連していることがわかってきます。一つの症状への対応策が、複数の改善に役立っていることもあり、一石二鳥どころではなく、三鳥、四鳥になります。それが、根本的な体質改善にもつながるのです。

[とりたい栄養素]

舌が黄色っぽい（→便秘）

❶食物繊維
（キノコ類、こんにゃく、海藻、豆類など）

❷水分

舌がスベスベ（→体力低下、貧血）

❶筋力低下を参照（P97）

❷亜鉛
（牡蠣、牛肉など）

❸水分

❹貧血を参照（P84）

[お勧めのメニュー]

舌が黄色っぽい

❶牛肉のスープ
（牛肉、キノコ類）

❷スムージー
（ホウレン草、キウイ、バナナ、水など）

舌がスベスベ

❶ひじき煮
（ひじき、豆、こんにゃく）

❷牡蠣鍋
（牡蠣、豆腐、キノコ類、こんにゃく、海藻）

【症状別食べ方⑰】口内炎

何となく疲れやストレスがたまっていて体調がすぐれないと、口内炎ができていることがあります。免疫力の低下が原因ともいわれていますが、まずは、疲れやストレスを改善するタンパク質やビタミンB群、ビタミンCなどをしっかりとるようにしましょう（P68、79参照）。

また、とくに、**口内炎は皮膚や粘膜に関与するビタミンB2とナイアシンの不足で起こるので、ビタミンB2を多く含むレバーや牛乳などの乳製品、豆類、ナイアシンを多く含むレバーや魚などを積極的にとってください。**

サバとレバーはそれだけでタンパク質、ビタミンB2、ナイアシンをすべて含む食材なので、口内炎に悩まされている人にはいちばんお勧めしたい食材です。そして、それらにビタミンCを多く含む野菜、もしくは野菜ジュースをプラスすれば完璧です。

そして、**口内炎ができてしまったら、香辛料や熱いもの、冷たいものは、避けること。炎症が悪化してしまうだけです。**

口内炎ができやすいのは体質だと思っている人がいますが、実は食べ方の癖が原因になっている場合もあります。口内炎に効くレバーや牛乳などの食品が元々苦手で、知らず知らずのうちに、不足しているケースが多いからです。

普段からこれらをあまり食べていないから、口内炎になってしまったのかと気づく場合もあるかもしれませんが、苦手なものでも口内炎にならないようになるべくがんばって食べるようにしましょう。

食事で必要な栄養素をしっかりとったら、あとは、よく眠り、口の中を清潔にしておくだけ。口内炎はクスリを飲まずに予防も改善もできます。

[とりたい栄養素]

❶タンパク質
(肉類、魚介類、卵、豆製品、乳製品)

❷ビタミンB_2
(レバー、卵、豆製品、乳製品、青魚など)

❸ビタミンC
(果物、トマト、ブロッコリー、ジャガイモなど)

❹ナイアシン
(レバー、カツオ、サバ、キノコ類、鶏肉など)

[避けたい食べ物]

❶香辛料

❷熱いもの、冷たいもの

[お勧めのメニュー]

❶サバの味噌煮
(サバ、アサツキ)

❷レバニラ炒め
(レバー、ニラ)

❸ジャーマンオムレツ
(卵、ジャガイモ、牛乳)
→レシピP212

【症状別食べ方⑱】夏バテ

夏バテは、暑くなってから気にする人が多く、カラダがだるくなってから「スタミナのつくものを食べよう」と意識したり、「毎年のことだから仕方ない」と思ってしまう人が多いようです。

しかし、夏バテは暑くなる前からの対策が大切。**5月のゴールデンウィーク明けで仕事が忙しくなって疲労を感じたり、梅雨時の湿気で何となくだるさを感じたりする時期から、ビタミンB_1を積極的にとる**ようにしましょう。これが不足すると、疲労がたまってしまいます。

ビタミンB_1は、豚肉やウナギ、レバーなどに多く含まれ、栄養ドリンクにも使われる疲労回復の栄養素です（P68参照）。そして、ビタミンB_1は、ニンニクやニラ、ネギなど匂いが強いものと一緒に食べると効果大！　組み合わせてとることで、吸収がアップするのです。

スタミナがつくメニューとして人気の「豚肉のしょうが焼き」などは、夏バテのときにはもってこいのメニュー。ただし、ビタミンB_1は前にもお話ししたとおり、水溶性ビタミンなので一度にまとめて取るよりも、「こまめに取る！」が大事です。

暑くなってから夏バテになる場合、栄養不足も原因です。暑いときは食が進まず、肉や魚などは食べにくいと避けられがちですが、タンパク質をとらないと鉄やカルシウムなどの血や骨の材料も不足して、カラダがだるいという症状が出てくるのです。

暑いからといって、のどごしのいい冷たい麺ばかり食べていると、糖質でエネルギーはとれますが、カラダを作るタンパク質も、夏バテ予防のビタミンB_1もとれません。

もし、夏場に麺類を食べるとしたら、卵やハム、鶏肉などの具材の量を多くした冷やし中華や、ビタミンB_1がとれる野菜たっぷりの冷しゃぶうどんのようなものを選びましょう。冷たいもので胃腸が弱まるのが心配な人は、温かい麺類にするのはもちろん、野菜や豚肉、シーフードなどをたっぷり入れた、具だくさんの焼きそばでもいいでしょう。

食事の基本は、主食、主菜、副菜……、丼物は避けると言いましたが、1皿だけでも必要な食材を使い、必要な栄養素がとれるのであれば、まったく問題ありません。

実際に私も、夏場の食欲が落ちる時期は、必要な食材がとれる丼物にしたり、**通常のメニューをワンプレートにして量をコンパクトに見せる食事を選手たちに出します。皿数が多くなると食べるのがしんどいと感じることがあるからです。**

また、香辛料や調味料を使うのもコツです。カレーの匂いは食欲をそそりますし、キムチや唐辛子、ニンニク、しょうがなども上手くとり入れると、夏バテ予防や回復に役立ちます。

[とりたい栄養素]

❶ビタミンB_1
（豚肉、ウナギ、レバー、ゴマなど）

❷タンパク質
（肉類、魚介類、卵、豆製品、乳製品）

[避けたい食べ物]

糖質中心の食事

[お勧めのメニュー]

❶豚肉のしょうが焼き
（豚肉、しょうが）

❷うな玉丼
（ウナギ、卵）

❸マグロ納豆
（マグロ、納豆）

[症状別食べ方⑲] 熱中症

近年は、全国各地で夏場の最高気温が35度以上を観測する日が多く、熱中症にかかる人の割合が増えています。また、救急搬送されるケースも少なくなく、夏に暑い日が続くときはとくに注意が必要です。

熱中症の予防は、なんといってもこまめな水分補給です。

スポーツ選手は、練習時はもちろん、練習を行う前、練習直後にもしっかり補給します。**汗をかいたあと水分補給せずにいると、体内の水分が不足して脱水症状になることはもちろん、カラダの中の熱が放出されず熱中症の原因になるからです。**

運動時だけでなく、日常生活を送る中でも、夏場は汗をかきますので、こまめに水分補給するようにしてください。カラダに水分を行き渡らせることは、翌日も熱中症にならないためには必要だからです。

また、高齢になるとトイレに行くのが面倒だからと水分をとるのを控えてしまう傾向がありますが、熱中症の原因にもなるので、本人だけでなく家族も意識するようにしてください。

その次に意識したいのがナトリウム、つまり塩分です。

といっても、**熱中症対策として売られている塩あめなどの塩製品をわざわざ買う必要はありません。日本人は、塩分のとり過ぎが問題視されているからです。**

国が勧める1日の摂取量はどんどん減ってきていますが、海外と比べたらまだ多い。それでも、なぜ国が摂取基準を海外並みまで抑えないかというと、日本の食文化は、味噌やしょうゆ、梅干し、干物など、塩分を多く含むものが多いからです。

和食はカラダに良いと思われがちですが、私たち管理栄養士が和食のメニューを作るときでも、意識しないと塩分量はありえないくらいの数値を叩き出すこともあるほどです。**とりにくい栄養素がある中で、塩分だけは意識しないと、意識してもなかなか抑えるのが難しい。**だから、あえて夏だからといって塩製品は買う必要はないのです。

暑いときは、味噌汁の味つけを少し濃くする、梅干しや漬物を食べる。野菜炒めなどは、いつもより少し塩を多く使う。これで解決できます。

ただし、塩を使うときは、いい塩を選びましょう。いい塩は、カラダを健康にします（P191参照）。

それから、運動する人はもちろんですが、普段運動しない人でも**スポーツドリンクをとり入れるのは、熱中症予防に効果的です。水分だけでなく、ミネラルやエネルギーが補給**

できるからです。

スポーツドリンクを選ぶときも、よく食品表示を見てください。果糖ブドウ糖液糖などの糖が原材料の最初に書かれているものは避けましょう。これは「スポーツドリンク」と書いてあっても、ジュースと同じ。

塩もスポーツドリンクも、選び方が大切です。

[とりたい栄養素]

❶水分

❷ナトリウム
(塩分)

[お勧めのメニュー]

❶スムージー、野菜ジュース、果物ジュース
(水分、野菜、果物)

❷具たくさんのスープ、味噌汁
(野菜、味噌など)

❸野菜の梅あえ
(キュウリ、オクラ、ナス、梅干し)

【症状別食べ方⑳】骨折・骨粗しょう症

骨粗しょう症になる人は、閉経後の女性に多く、女性ホルモンが影響しています。ただし最近は、若い世代でも骨が脆くなっていることが指摘されており、こちらの理由は、食生活が影響しているといわれています。

骨を作る栄養素というと、多くの人は「カルシウム」を思い浮かべるかもしれませんが、やはり**何よりもタンパク質が大切です。そして、カルシウムやカルシウムの吸収を高めるビタミンD、骨を強化するビタミンKをとることで、さらに強い骨ができるのです。**

カルシウムは乳製品に多く、小魚や豆類にも含まれます。ビタミンDは卵や牛乳、干しシイタケ、サケなどに多く、人間の場合は日光に当たることでも作られます。ビタミンKは、納豆やホウレン草、春菊などの青菜や、のりにも含まれます。

反対に、カルシウムの吸収を妨げてしまう栄養素もあります。

一つは、リンという栄養素。ハムやソーセージなどの加工食品やカップ麺、甘い清涼飲料水などに多く含まれますので、必要以上にとるのは避けましょう。

もう一つは、玄米などに含まれるフィチン酸です。フィチン酸は、「キレート作用」と

最大骨量（ピークボーンマス）の変化

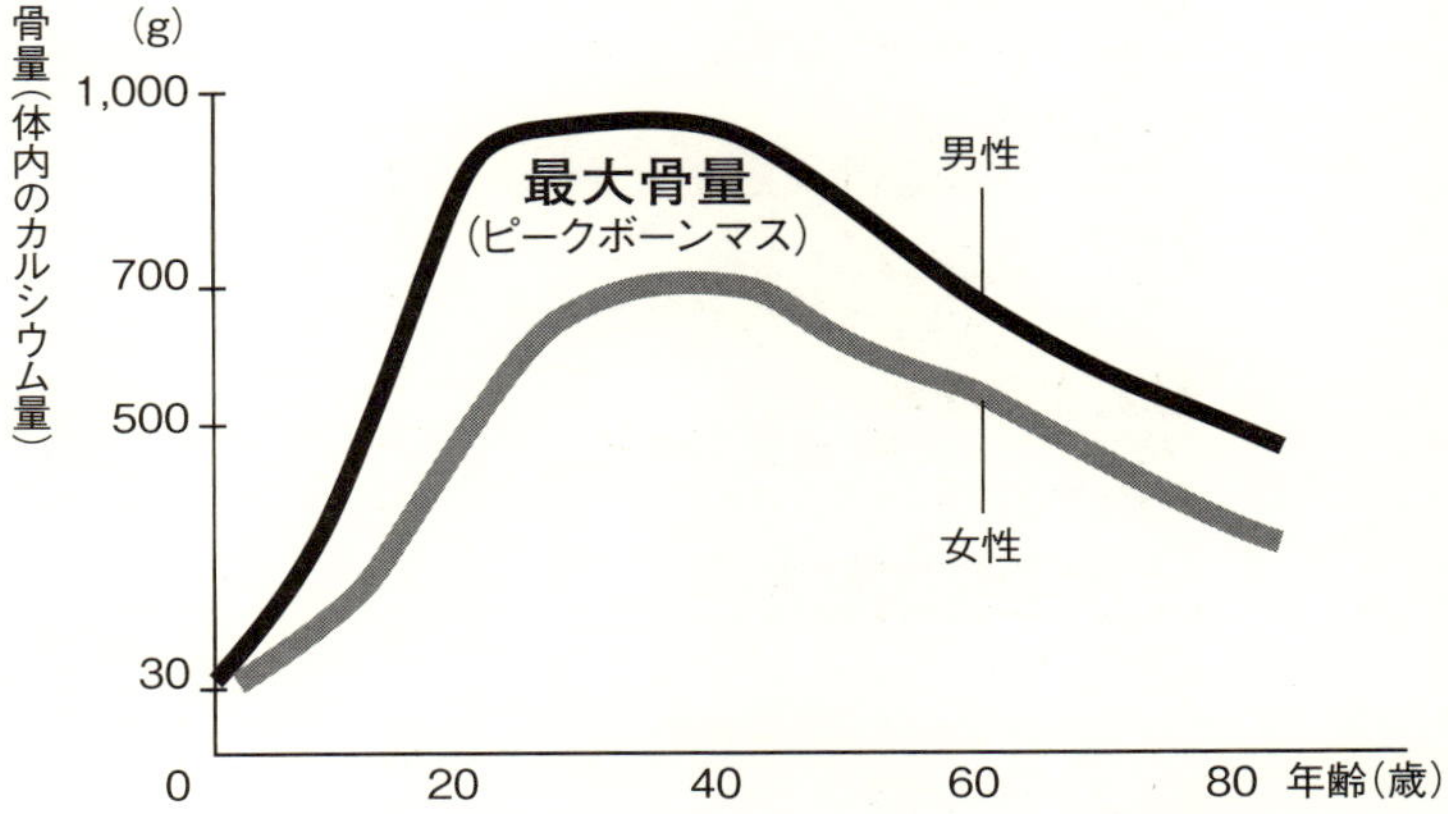

（出典:文部科学省）

最大骨量がどれくらいあるかで、一生の骨の量が決まる。最大骨量のピークが高ければ、将来骨粗しょう症になりにくい。

いってカルシウムとくっついて排泄されてしまうのです。「玄米はカラダに悪い」と言う人がいますが、その理由がここにあります。

しかし、骨については、**骨粗しょう症はなってしまってから慌てるよりも、20～25歳頃の食生活が影響しています。**

「ピークボーンマス」という言葉をご存じでしょうか？　これは、一生のうちで骨密度がもっとも高くなるときの最大骨量を意味します。ピークに達したら、あとは年齢とともにどんどん下がっていくだけ。だから、このピークをいかに高くするかが将来の骨粗しょう症予防になります。

20代前半に良い食生活を送っていない人は、ピークボーンマスは低くなります。そこから値が上がることはありません。高い人と低い人では、骨粗しょう症になる確率が大きく違ってくるわけです。

ですから、いまこの本を開いた若い世代の皆さん！　いつまでも元気に健康に過ごすためには、いまから骨を強化した食生活を送ることがとても大切なのですよ。

[とりたい栄養素]

❶タンパク質
（肉類、魚介類、卵、豆製品、乳製品）

❷カルシウム
（乳製品、小魚、干しエビなど）

❸ビタミンD
（卵、牛乳、干しシイタケ、サケなど）

❹ビタミンK
（納豆、ホウレン草、春菊、菜の花、大根・カブの葉、のりなど）

[避けたい食べ物]

❶リン
（ハム、ソーセージ、カップ麺など）

❷フィチン酸
（玄米）

[お勧めのメニュー]

❶チキンチーズグリル
（鶏肉、チーズ）

❷サーモンのクリーム煮
（サケ、牛乳）
→レシピP212

❸キノコグラタン
（キノコ類、鶏肉、牛乳、ホウレン草）

[症状別食べ方㉑] 物忘れ・認知症

認知症にクルミが良いという話や、受験シーズンになるとDHAやEPAのサプリメントが店頭からなくなるという話を聞いたことはありませんか? どちらも流行りではなく、「クルミや魚の油は脳を活性化する」というしっかりしたエビデンスがあるのです。

脳情報伝達に関わっている神経細胞膜には、リン脂質が含まれていますが、それに関与しているのがクルミや魚に含まれるオメガ3。これらは、前にお話ししたとおり、血行促進や頭痛改善に効果があるのですが、脳のエネルギーにもなるのです。

以前は、脳のエネルギー源はブドウ糖で、脳では糖質しか使えないということがいわれていました。しかし、**脳は糖質だけではなく、脂質もエネルギーとして使えることがわかったのです。その脂質は、必須脂肪酸とオメガ3で、とくにオメガ3を意識してとることで、脳にいい影響を与えることができるのです。**

さらに、「脳のビタミン」と呼ばれている栄養素もあります。ビタミンB_{12}です。

脳細胞は年齢とともに減少し、増殖はしないといわれてきましたが、**貝類やレバーなどに含まれるビタミンB_{12}は、脳細胞や脳神経の再生、修復に効果があることがわかりました。**

脳の血流を改善したり、記憶力ややる気を高めるホルモン「アドレナリン」の前の段階である「ノルアドレナリン」を、ビタミンB_{12}によって作ることができるのです。ただし、このときにはビタミンB群の一つである葉酸やナイアシンも必要になります。

葉酸は血液の作る栄養素の一つで、葉物やアスパラ、レバーに含まれます。ナイアシンはタンパク質や糖質の代謝に関与し、脳神経の働きを助けます。レバー、マグロやカツオなどの魚、鶏肉などに多く含まれます。

何となく、食材がかぶっているように感じませんか？　一つの食材だけにこだわらず、いろいろな食材を使うことで、脳への栄養効果もグンと上がります。

[とりたい栄養素]

❶オメガ3
（魚の脂質、アマニ油、エゴマ油、クルミなど）

❷ビタミンB_{12}
（貝類、レバー、サバ、イワシ、のりなど）

❸葉酸
（ホウレン草,春菊、アスパラ、ブロッコリー、レバー、のりなど）

❹ナイアシン
（レバー、カツオ、サバ、キノコ類、鶏肉など）

[避けたい食べ物]

急激に血糖値を上げるもの
（GI値（P93）を参考）

[お勧めのメニュー]

❶マグロとホウレン草のサラダ
（マグロ、ホウレン草、のり、クルミ）
→レシピP213

❷サバの味噌煮×おひたし
（サバ、青菜）

❸クルミあえ
（ホウレン草、アサリ、クルミ）

［症状別食べ方㉒］睡眠障害

健康のためには、睡眠はとても大切です。「寝る子は育つ」という言葉があるように、寝ている間に人間のカラダは回復したり成長したりします。

これには、成長ホルモンが大きく関与していて、**何時間寝るかというよりも、成長ホルモンがしっかりカラダから出るかどうかでコンディションが変わります。**寝てもなかなか疲労がとれない場合、睡眠の深さとともに成長ホルモンが強く影響しています。

とはいっても、寝たいのに眠れないこともあります。実際、スポーツの現場でも、1チームに数名は眠りが浅く、睡眠導入剤を使っている選手がいることがあります。眠れないことがストレスになることもあるでしょう。でも、そういう場合もクスリを使わずに、食事の内容や時間を見直します。

まず必要なのが、成長ホルモンの分泌に重要な役割を果たす**アミノ酸のトリプトファンです。**

トリプトファンは神経伝達物質のセロトニンの原料になることは、前にもお話ししましたが（P76参照）、それがさらに睡眠ホルモンのメラトニンになり、脳内に分泌され眠く

なります。逆に分泌されないと眠くならない。ですから、メラトニンをとればいいのですが、それが難しいので、原料となるトリプトファンを食事からとりましょう、というわけです。

トリプトファンは、バナナや牛乳などの乳製品、肉や納豆などに含まれます。夜、お風呂上がりにコップ1杯の牛乳を飲むことは、成長ホルモンの分泌を良くし、カラダを作るタンパク質やカルシウムも含むので、疲労が回復し、子供の場合は成長を促すことができます。

また、眠りを促す市販のサプリメントには、グリシンというアミノ酸が含まれています。グリシンは、魚介類や肉類に含まれており、とくにエビやウニ、牛肉、アーモンドなどに多く含まれています。

とはいうものの、眠る前にバナナを食べれば体脂肪の増加になりかねませんし、肉を食べてすぐ寝ると、胃もたれでよく眠れないでしょう。カラダにとって良いと思ったものでも、いつとるかで効果がまったく変わる場合もあるので、その見極めは大切です。

眠りたいのに眠れないとき、**何をいつ食べたらいいのかを考慮すれば、寝る2時間前に豆乳か牛乳にすりゴマを入れたものを飲む、という選択ができます。**

また、こういう理論を頭に入れて行動するだけで、「これを食べたから眠れる!」という安心感が生まれます。カラダに必要な栄養素がとれる食事を美味しく食べて、リラックスすれば、ぐっすり眠れて成長ホルモンが出ること間違いなしですよ。

[とりたい栄養素]

❶トリプトファン
(バナナ、豆乳、牛乳、ヨーグルト、チーズ、肉類、マグロ、納豆、アーモンド、そばなど)

❷グリシン
(エビ、ウニ、ホタテ、牛肉、豚肉、枝豆、アーモンドなど)

[避けたい食べ方]

糖質や脂質が多いものを夜遅くに食べる

[お勧めのメニュー]

❶バナナジュース
(バナナ、牛乳)

❷豆乳/牛乳×すりゴマ

❸ポークチーズピカタ
(豚肉、チーズ)
→レシピP213

❹刺身盛り合わせ、海鮮丼
(マグロ、エビ、ホタテ)

【コラム❷】――スポーツ選手の食事

「食べ方で性格が読みとれる」

「今週はトマトを毎日食べてね」

このようにアドバイスすると、1日1回食べてよしとする選手もいれば、毎食食べる選手もいます。毎日食べると決めても、数日間しか継続できない選手もいれば、外食する前にわざわざミニトマトを食べてから出かけたり、持ち歩いて毎日食べるという選手もいます。

同じアドバイスでも、選手によってこんなにも行動が変わるのかと驚かされますが、ここに競技に対する姿勢や意志の強さを感じることがあります。

実は、食事のとり方で性格も読み取れます。

たとえば、グラウンドを走るとき、きっちりコーナーギリギリを走る選手と、そうでない選手がいます。ダッシュを10本するとして、最初から飛ばして自分の限界を定めない選手もいれば、とりあえずこなすために力を配分して行う選手もいます。このような小さな積み重ねが大きな差になるのですが、食事が継続できる選手や、食事への意識が高い選手は、後者のような練習のための練習はしません。練習の目的をしっかり理解し、自分なりに考えて行動できるからです。

考え過ぎもよくありませんが、「考えて行動する」ということは、スポーツ選手には必ず必要で、パフォーマンスの向上にもつながります。

スポーツ選手は、遠征先などでよくビュッフェ形式で食事をするのですが、実はここでも面白いことがわかります。

何をどれだけとっているか、自分にいま必要なものをちゃんと選んでとっているかなどを見るのは当たり前ですが、見るポイントはそれだけではありません。実は、お皿の使い方にも注目しています。

大小に関わらず、手前にあるお皿を真っ先に手に取り、途中で「失敗した！」とお皿の大きさに後悔してしまう選手は、細かな理論はなしのアドバイスを好むタイプ。

また、最初から大きなお皿を手に取り、どんどん盛りつけていくタイプと、似たような料理をとったとしても、1枚でも小皿を使うタイプがいますが、後者のほうが食事を意識しているのはもちろん、いまは食事への意識がなくても、興味を持ち出すと知識を吸収する力を発揮し、情報を整理して活用することに長けている場合が多いのです。

ただしこれは、スポーツ選手の食事の場合。皆さんにも当てはまるとは限りませんので、ご安心を！

【第3章】

健康食ブームのウソ・ホント

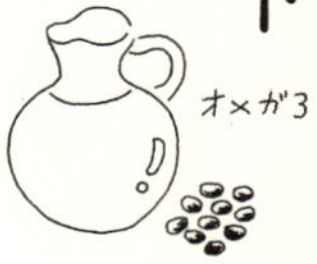

「痩せ願望」が強い女性ほど適正体重を知らない

「痩せたいですか？」と問われれば、おそらくほとんどの人が「イエス！」と答えるでしょう。女性の場合は「痩せる＝キレイ」、男性の場合は「太る＝格好悪い」というイメージがあり、本や雑誌でも「1か月で3キロ痩せる」「痩せるレシピ」などの言葉がたくさん並んでいます。

最近は、小学生でもダイエットだからと言って給食を残す女子生徒がいるようですし、「カロリーゼロ」「脂肪カット」などを売りにした商品がとにかく目立つようになりました。なぜそうなってしまったのでしょうか。

これには、飽食が挙げられます。好きなものが好きなときに買える、食べられるという自由は、歯止めが効かなくなることもあります。また、エネルギーはとれていても肝心の栄養素はとれないという、高エネルギー高脂質のものも増えました。主食である糖質のとり過ぎも問題です。

さらに、パソコンなどを使ったデスクワークが増え、エレベーターなどの普及により歩く量が減るなど、運動量も大きく影響しています。人間はどんどん太りやすくなり、痩せにくくなりました。だから、「痩せたい！」と思うのは当たり前の現象でしょう。

でも、本当に痩せる必要があるのでしょうか。

若い女性は、「自分は体重が多い」という思い込みが強く、極端なダイエットをしてしまう人がいます。無理なダイエットは低栄養につながり、貧血や骨粗しょう症の原因になります。さらに、ひどくなると拒食や過食の嘔吐によって、手には吐きダコができ、胃酸のせいで虫歯になったりもします。スポーツ選手でも、体操やバレエなどの選手はとくにそうなりやすく、男性と女性では、女性が９割を占めるほどです。

「痩せたい！」と思ったら、まず自分の適正体重をチェックすべきです（Ｐ64参照）。痩せたいならどこまでだったらいいのか、自分のカラダを客観的に見てみることが大切です。数値で適正体重を示すと、若い女性の多くは「多過ぎる！」と思うかもしれませんが、これが適正なのです。

さらに、体脂肪量と除脂肪量（体脂肪以外の筋肉、内臓、骨などの量）の割合を見ます。

◆体脂肪量＝体重×体脂肪率

◆除脂肪量＝体重－体脂肪量

同じ体重でも体脂肪量が多ければぽっちゃり見えますし、除脂肪量が多ければ少し引き締まった印象を受けます。筋肉量が多ければ基礎代謝が高くなるために、痩せやすい体質にもなるのです。**本当に自分が痩せたほうがいいのかは、体脂肪率がどのくらいあるのかを測定し、それらの値から判定すべき**です。

自分自身、または家族や友人などの痩せたい願望は果たしてどうなのか。一度計算してあげてみるのもいいかもしれません。

「朝食抜き」は不健康

「朝食は元気の源」といわれ、「朝食は必ず食べるべきだ」と長い間常識のように思われてきました。

しかし、ここ最近、朝食を抜いて体調が良くなったという著名人や、「1日1食」を勧める本がベストセラーになったりと、「朝食は食べないほうがカラダに良い」という声を多く耳にします。

朝食は食べたほうがカラダにいいのか、食べないほうがいいのか。本当はどちらがいいのでしょうか？

朝食をとらないほうがいいと言う人の中には、午前中は排泄の時間だからという理由で朝食はとらずに1日2食にしている人もいますし、空腹の時間を長引かせることで、長寿遺伝子のスイッチがオンになるというデータも出てきました。1日3食を勧めたのはあのエジソンで、自分の作ったトースターを売りたいがために3食が広まり、栄養学の理論だけではないという説もあります。

これだけ見ると、朝食をとらなくてもいいようにも思います。

しかし、このような背景がある中で、2015年、朝食をとらないと脳出血のリスクが36パーセントもアップするという研究結果が発表されました。しかも、この調査は、国立がん研究センターなどの研究チームが行ったもので、日本人を対象に行われたものです。**朝食をとらないと朝の血圧が上がることがその理由で、空腹でストレスがかかるとさらに血圧が上がってしまう**というのです。

また、朝食をとらずに1日2食で済ます人と、1日3食きちんととる人とで肥満度を比較した結果、**朝食をとらない人のほうが肥満になりやすいというデータも出てきました。**子どもを対象にした調査では、毎日朝食をとる子どものほうがテストの平均点が高いというデータがいくつもあるのです。

これらのことから考えると、朝食はとったほうがカラダにとって良い効果が得られることがわかります。

さらに、学校や管理栄養士の栄養指導などでは、「1日3食食べましょう」といわれます。朝食に限らず食事をとらないということは指導の対象になります。

実際に、私が栄養士の養成施設で栄養学を教える際には、学生たちには3食食べることを勧めさせます。なぜなら、

① 3食食べないと必要な栄養素がとりにくい→　現代は糖質や脂質の摂取が過剰なので、それ以外の栄養素、たとえば**不足や吸収されにくいカルシウムや鉄などが2食では補いにくくなる**

② カラダのリズムを作る→　**カラダには1日24時間とは別の約25時間という「体内時計」があり、その調整役となるのが朝食。**毎朝決まった時間に食べなくてもリズムを作れる人は必ずしもとる必要はないが、よく眠れない、朝起きられないなど、カラダのリズムが作れない人は朝食はとるべき

③ 寝ている間に消費されたエネルギーを補給する→　**寝ている間も体温を維持したり心臓などが動き続けるために、軽度の運動と同じくらいのエネルギー（200〜300**

キロカロリー程度）が消費される。朝から元気に行動するためには失ったエネルギーを朝食で補給することが必要

④体温を上げる↓朝起きてから活動するまでに時間がかかる人は、**体温を早く上げるために朝食は食べるべき**

という目的があるからです。

また、幼児期や成長期の子どもの場合、食事は栄養補給だけでなく、食習慣の基礎を作る時期です。決まった時間に起きて食事をする、定期的に食事をするという行動によって、生活リズムが作られ、効率良く栄養が吸収されカラダが作られるので、１日３食、もしくは朝食はとても大切なのです。

昼食と夕食だけで必要な栄養素をとる、朝食抜きでもリズムを作れる、すぐに活動できるという自信がある人もいるかもしれませんが、カラダを上手く機能させて、末永く健康なカラダを維持するためには、やはり朝食をきちんととり１日３食とることが理想です。

もちろん、何を食べるか、どう食べるかも大切です。

血糖値を急激に上げるものだけを食べるのは避け（GI値＝P93参照）、自分のカラダ

が朝食をとったときにどう感じるか、「カラダの声」を聞いてみましょう。

たとえば、私の場合、朝食をしっかり食べるよりは、量を少なめにして水分はしっかりとるときのほうが、頭がスッキリして午前中の仕事がはかどります。そして、その後の昼食を多めに食べて、食事量をコントロールしています。

生活スタイルは人それぞれなので、3食の中でどこに食事のボリュームを置くかも、人それぞれでいいのです。大切なのは、**朝食をとることのメリットを知り、年齢や栄養摂取方法を考慮しながら、自分自身に合う朝食スタイルを見つけること**です。

「糖質制限」するべきだが「糖質ゼロ」は危険

混乱している人が多いダイエット法に、「糖質制限ダイエット」と「炭水化物抜きダイエット」があります。栄養学では糖質と炭水化物は違い、炭水化物は糖質と食物繊維を合わせたものを指しますが、この2つのダイエットは、どちらも主食などを控えた、糖質を避けるダイエットを指します。

糖質制限で体脂肪や体重を落とす健康法は、最近とても注目されており、関連する書籍がベストセラーになったり、実際に体重が落ちたという実践者の話もよく聞きます。また、トレーニングと糖質制限食を実践して数か月後にまったく別人のような体型になるというテレビCMも話題です。

糖質制限食とは、主食や果物だけでなく、ニンジンやジャガイモなどの糖質の多い野菜も控えます。チョコレートやあめなどの糖分も控えます。とにかくこれらを徹底的に避けて食事をすることで体重を落とします。

この食事方法は、2015年にアメリカで糖尿病の治療食としてとり入れることが認められました（日本ではまだ認められていない）。血糖値を上げるのは糖質のみなので、それを控えて糖尿病を改善させるというわけです。

ただし、糖質をまったくとらないというのではなく、1日130グラム程度にするという糖質制限です。日本人は1日260グラム程度が理想とされているので、その半分の量です。ごはん1杯には約50グラムの糖質が含まれているので、それほど厳しい制限量ではありません。

このような糖質制限でしたら、糖質とり過ぎの傾向がある日本人にはむしろ向いていて、体重は落ちやすくなり、メタボが気になる人にはお勧めです。当然、カラダにとってマイナスになることはありません。

問題は、糖質をまったくとらないという制限です。

人間は、脂質などをエネルギーに変えることができますが、赤血球だけは糖しかエネルギーにできません。ですから、まったくとらないということは危険です。

これまで何度も言っているとおり、**糖質のとり過ぎはさまざまなトラブルの原因になりますので、ある程度コントロールすべきです。でもそれは、糖質をゼロに抑えるということではない**ということを、しっかり覚えておきましょう。

ところで、自分のカラダが何をエネルギー源にしているのかを知ることで、カラダに糖質が過剰になっているのか、不足しているのかを見る方法があります。

それは、「ケトン体」を測定することです。

ケトン体とは、体内の余計な体脂肪が燃焼されたときに出る物質で、カラダに糖質が不足しているときに作られる、カラダのエネルギーです。

糖質をまったく食べないとか、もしくは体内の糖質を使い切っていれば、カラダはケトン体を作り出します。

ですから、ケトン体を測定すれば、自分のカラダに糖がどのくらいあるのか、糖質を意外に食べている、食べていない、ということがわかるのです。そして、その結果で糖質コントロールをすべきかどうかの判断ができるわけです。

市販されている試験紙を、尿に数秒浸すだけで簡単にわかります。健康なカラダを維持する目安として、一度「ケトン体」を測ってみるのもいいかもしれません。

「カロリーゼロ」でも肥満になる

炭酸飲料やゼリー、あめなど、「カロリーゼロ」と表示されている商品がたくさんあります。甘いのになぜカロリーがゼロなのだろうと思いつつ、カロリーがないから大丈夫だろうと、とりあえず口にしている人も多いのではないでしょうか。

カロリーゼロの甘味は、砂糖ではなくアスパルテームやアセスルファムカリウム、スクラロースという人工甘味料を使っています。これらは、砂糖の数百～1万倍の甘味があるため、わずかな量で甘味を感じることができ、カラダに消化吸収されないためにエネルギーがほとんどないのです。

「なんて良い糖なんだろう！」と飛びついた人も多いかと思いますが、この糖のカラダへの弊害は囁かれていました。

カロリーゼロなのに、肥満や糖尿病のリスクを高めるというデータはたくさん発表されていますし、アスパルテームをとることで、フェニルケトン尿症を悪化させる、アレルギーを引き起こすなどの弊害が報告されています。

この理由の一つに、これらの人工甘味料をとると、血糖値をコントロールするインスリンが分泌され、その値が上昇することが挙げられています。**砂糖なら糖質はエネルギーに変わりますが、人工甘味料はエネルギーにはなりません。つまり、血糖値が上がらないのにインスリンは分泌されるため、脳が混乱する**というのです。

糖尿病患者には、血糖値を上げないためにこれらの甘味料が使われることがありますが、甘味に対して鈍感になってしまうために、より甘いものを求めてしまうということも懸念されています。

海外では、人工甘味料は種類によって、1日にとる上限量というのが定められていたり、販売が禁止になったものもありますが、日本ではまだです。ただし、日本アレルギー学会ではアレルギーの原因になり得ることが指摘されたり、日本栄養士会では安全性がまだ研究の段階なのでとり過ぎに注意することが促されています。

また、**カロリーゼロは厳密に言うと、カロリーゼロではありません。商品のカロリーゼ**

ロという表示は、100グラムあたり5キロカロリー未満であれば表示できるのです。少し多い気がしませんか?

一方、「ノンシュガー」や「無糖」は、砂糖や果糖などが100グラムあたり0・5グラム未満であれば表示でき、使われている糖は10分の1まで減ります。

いちばんの問題は、「砂糖不使用」や「甘さ控えめ」という表示。砂糖は不使用でも、それ以外の果糖や乳糖などは使っています。「甘さ控えめ」に基準はなく、企業が「いつもの商品よりも少し甘さを抑えよう」という感覚で自由に表示することができます。どのくらい抑えているのかは不明ですが……。

「カロリーゼロ」「無糖」「砂糖不使用」の表示の意味がわかったいま、それでも皆さんは、カロリーゼロのものを食べようと思いますか?

肉は健康長寿には欠かせない食品

「食べ過ぎるとカラダに良くない」「魚のほうが健康的」と、同じ動物性タンパク質なのに、なぜか悪者扱いされやすいのが「肉」です。「長生きするには肉は食べずに粗食がいちばん」

と言う人もいます。

しかし、**肉は良質のタンパク質です。その良質の度合いを示す「アミノ酸スコア」は、肉は多くの魚や牛乳や卵などと同じ、最高の100。とても優れた食品なのです。**

最近よく、健康長寿の人々が口々に「長生きの秘訣は肉！」と答えているのを聞いたことがあるかと思いますが、それはタンパク質をしっかりとっているからかもしれません。

肉には食物繊維が含まれないため、食べ過ぎると便秘になりやすいですし、脂身は1グラム＝9キロカロリーもあるため、体脂肪が気になる人にとって避けたいところかもしれません。

でも、前にお話ししたとおり、野菜たっぷりのサラダやスープで食物繊維を補えばいいですし、脂身を控えればエネルギー量を30パーセント以上も抑えることができます。それでも体脂肪が気になる人は、量を調整すればいいのです。

肉には、豚、牛、鶏、羊などさまざまな種類がありますが、単純に肉という括りではなく、もう少し丁寧に食材を見ていくと、それらのメリットが見えてきます。

たとえば、**豚肉は疲労回復のビタミンB1が豊富ですし、鶏肉は免疫などにも関与するビ**

タミンA、牛肉は比較的鉄が多いことが特徴です。タンパク質だけでなく、それ以外の栄養素にも目を向ければ、肉をどんなときに食べればいいのかがさらに見えてきます。

肉はカラダに悪いという単純な判断ではなく、何が良くて何が悪いのか。欠点を知り、上手くとり入れることが大切です。

ところで、2015年に世界保健機関(WHO)の国際がん研究機構(IARC)が、「加工肉を1日50グラム食べると大腸がんの発生率が最大18パーセント高まる」と発表しました。赤身肉(牛、豚、羊など。鶏肉や魚は含まれない)もその発症に関与しているとし、信頼できる機関の発表でしたので、広く報道され、驚いた人もたくさんいたと思います。

この発表では、肉の加工や調理の段階で発がん性のあるものや疑われるものが生じることが原因の一つだとされましたが、そもそも、発がんのメカニズムがはっきりわかっているものではありません。

発表を受けて国内外の関連組織が出した見解の多くは、これらの栄養を認めつつ、「食べ過ぎないようにする」「多くの種類の食品をバランス良く食べる」ということに留めています。ですから、敏感に反応せず、量をコントロールしてとり入れるようにすることが、いまの段階では正しい判断といえます。

卵をたくさん食べてもコレステロール値は変わらない

「卵は1日1個にする」「肉の脂身はなるべく食べない」「乳製品を食べ過ぎない」というように、コレステロールを多く含む食品を避けている人は多いかと思います。実際、コレステロールはこれまで動脈硬化のリスクを高めるとして、その摂取量を制限されてきていました。

しかし、厚生労働省は２０１５年版の食事摂取基準から、コレステロールの目標値を撤廃し、日本動脈硬化学会も「食事で体内のコレステロール値は変わらない」と発表したのです。また、私たち管理栄養士が使っている栄養学の教科書でも、食品のコレステロール値のデータが使われなくなりました。これまでコレステロールが高いからと食事を制限していた人にとっては、少し複雑かもしれません。

「コレステロール＝悪」と考えている人は多いようですが、実はコレステロールは、血管やホルモン、消化酵素の胆汁酸の原料になる、なくてはならないものです。その血液中のコレステロールは、約20パーセントは食事から由来され、約80パーセントは肝臓で作られます。食事よりも体内で作られるほうが4倍も量が多いのです。

つまり、**食べ物に含まれるコレステロールが多いからといって、血中コレステロール値が上がるということではないのです。**

どうやら、このコレステロール悪者説の発端は、ロシアのうさぎを使った研究から起こったようです。うさぎにコレステロールを与えたところ、動脈硬化が起こったというのですが、そもそもうさぎは草食動物。コレステロールが存在しない植物を食べているうさぎにコレステロールを投与するという、無理のある実験だったのです。この実験が、こんなにも大きな誤解を招いたということは、恐ろしいことです。

血中コレステロールには、HDLコレステロールやLDLコレステロールなどがあります。HDLは「善玉」、LDLは「悪玉」といわれており、「HDLを増やしLDLを減らす」ことが勧められてきました。

確かに、乳製品や肉に多く含まれる飽和脂肪酸をとり過ぎると、肝臓でLDLコレステロールを生成し、血中コレステロール値が増えます。ですから、血中コレステロール値が気になっている人が肉の脂身を控えることは理にかなってはいます。

しかし、コレステロールの代名詞でもある卵は、実は、**卵自体にLDLコレステロールを抑える不飽和脂肪酸や、レシチンというHDLコレステロールを増やす成分が含まれま**

す。

さらに、人間が卵を1日3個食べた場合の研究では、65パーセントの人が血中コレステロール値にまったく問題がなく、HDLコレステロール値が増えた人が半数近くもいたというデータもあるほどです。

卵は、食物繊維とビタミンCだけが含まれず、それ以外の栄養素はもちろんのこと、アミノ酸の組成も素晴らしい食品です。血中コレステロール値を気にして泣く泣く避けてきた人も、ぜひ食べてもらいたい食品でもあります。

ただし、これらは、健康の人の場合。すでに、血中コレステロール値が高い人には残念ながら当てはまりません。やはり、肉の脂身や揚げ物など、脂っこいものを避けることが必要になります。

栄養学は日々進歩しており、昨日まで勧められていたことが覆ることがあります。ですから、たくさんある情報の中から、信頼できるデータを自分自身で見極める力も求められているのかもしれません。

牛乳はカラダを強くするもっとも優れた食品

「牛乳はカラダに悪い」は、忘れた頃にとり上げられる、根強い話題です。私も、選手をはじめ、講演する先々で質問されることが多い食品の一つでもあります。

「牛乳のカルシウムは吸収が悪い」「牛が飲むもので人間が飲むものではない」というような、科学的な根拠に乏しいものを理由として挙げている人もいますが、果たして本当にそうなのでしょうか。

もちろん、食物アレルギーの人や、男子テニスのジョコビッチ選手の本で話題になっている遅延型アレルギーの人、または乳糖不耐症といって牛乳に含まれる乳糖を分解する酵素を生まれつき持っていない人は、無理に飲んではいけません。牛乳を飲むと下痢をしてしまい、カラダから水分だけでなく、ミネラルなども消耗してしまうからです。

でも、そうでない人は、牛乳はぜひ飲んでいただきたい。できれば、少し高めですが、一般によく売られている高温殺菌牛乳よりも、低温殺菌牛乳をお勧めします。

牛乳は栄養価が非常に高く、タンパク質だけでなく、カルシウムも多く含まれています。このカルシウムは小魚や干しエビ、高野豆腐などに含まれるものよりも、カラダに吸収さ

れやすい。成長期の子供にとっては、カラダ作りにはもってこいの食材ですし、骨粗しょう症が気になる人、足腰の衰えや疲労がとれないという人にとっても有効な食品なのです。

私がサポートしている選手には、サプリメントを使わせず、食事から栄養素を補給することを優先させていますが、**練習後30分以内の「カラダ作りのゴールデンタイム」にまず水分とタンパク質、糖質を補給させます。そのときにとらせるのが、牛乳です。牛乳は、身体強化やケガの回復にも効果がある**からです。

実際、ゴールデンタイムに牛乳を飲み、そのあとに栄養素がしっかりとれる食事をすることで、ある競技の代表チームは年間を通してジャンプ力が平均10センチ以上伸びましたし、選手によっては、胸囲が100センチを超えたり、疲労が軽くなったりと、たくさんのプラスの効果を見ることができました。

そうは言っても、牛乳を飲むとお腹が痛くなったり、飲むのは苦手という人もいるでしょう。そういう場合は、**ヨーグルトでも同じような効果が得られます。ヨーグルトは発酵食品でもあり、腸内環境を整えてくれるので、さらにカラダにとっていい効果が期待できますよ**（P177参照）。

サプリメントデブに要注意

「食後にサプリメントを食べています」

ある講演で参加者の一人が発した何気ない一言でしたが、「サプリメントを食べる」という言葉に私は違和感を覚えました。しかも、食事を意識しているのに、サプリメントのパッケージに書いてある「1日3粒」という指示を的確に守っているというのです。

また、アメリカのあるテレビ番組では、大皿に数十種類のサプリメントを大量に並べた人が、「これで栄養素は完璧。しかも全部食べたらお腹がいっぱいになるんだよ〜」とコメントしていました。確かに、栄養もお腹もいっぱいになるかもしれませんが、補助のためのサプリメントが食事になってしまっているのです。もしかしたら、このようなサプリメントのとり方をしている人も多いのではないでしょうか。

当たり前ですが、**食事で栄養素が補給できている場合は、サプリメントをとる必要はありません。**ビタミンCの多い果物をたくさん食べた日は、いつもとっているビタミンCのサプリメントはとる必要はないのです。

サプリメントは既存の栄養素で構成されていますが、**飲みやすくするため不要な糖分な**

プリメントで栄養素をとろうとすると、逆に太ってしまうケースがあります。ドウ糖果糖液糖）などの糖分が含まれており、ダイエットのために食事制限していて、サどです。とくに、三大栄養素以外のサプリメントは要注意。多くは果糖ブドウ糖液糖（ブ

どで構成されている場合があり、エネルギー量が0キロカロリーにならないことがほとん

それでも、ダイエットのため、または食事だけで必要な栄養素をとり切れず、どうしてもサプリメントが必要な場合は、とり方にいくつかポイントがあります。

まず、原材料表示をチェックをすること。**果糖ブドウ糖液糖や油といった、いつも控えているものが使われている場合、しかもそれが原材料の最初のほうにある場合は、使用量も多いと見て避けるのが妥当**です。

次に、サプリメントの含有量に注意すること。同じ目的のサプリメントでも、1000円で1000粒入りと100粒入りのものがあったら、お得感を感じて1000粒入りを手にしてしまうかもしれません。でも、ここで1日分が10粒なのか、1日1粒でいいのかを考えます。

そうです、**1粒あたりの栄養素の含有量が大事なのです。見た目の大きさや重さで損か得かを判断するのではなく、中身をチェックすること。**大きくて安くても、たくさん飲ま

なければ意味がないようでは、実は損かもしれません。

ただし、**1粒の含有量が多過ぎるのもダメな場合があります。それは、ビタミンCやB群などの水溶性ビタミンのサプリメントです。**これらは食事をするときと同様、一度にたくさんの量をとるよりも、こまめにとることのほうが無駄なく吸収されるからです。1粒で1日分よりは、こういった場合は、1日3粒を毎食後にとるなどしたほうがいいわけです。

サプリメントを飲んでいて効果を感じないという人や、もっと効果を得たい人は、有効的な飲み方をしていない可能性がありますので、飲み方を見直してみましょう。

ただし、サプリメントはあくまでも補助食品ということをお忘れなく！

栄養ドリンクのとり過ぎはカラダに毒

疲れたときや眠気覚ましに、栄養ドリンクばかり飲んでいる人をよく見かけます。実際、私の知人でも、「すごく効くので眠くなってきたらとりあえず飲む」を繰り返している人がいましたが、「飲んだあとの脱力感もキツい……」と、身をもってカフェインのプラス

栄養ドリンクに含まれる主な原材料と役割

[原材料]	[役割]
タウリン	肝機能強化、疲労回復
イノシトール	コレステロール低下
ニコチン酸アミド	血行促進、口内炎予防
ビタミンB_1	糖質代謝、疲労回復
ビタミンB_2	脂質代謝、口内炎予防
ビタミンB_6	タンパク質代謝
無水カフェイン	興奮、覚醒作用
白糖	血糖値上昇、エネルギー
D-ソルビトール	食品添加物(甘味)
クエン酸	食品添加物(酸味)
安息香酸Na	食品添加物(保存料)
香料	食品添加物(香り)
グリセリン	食品添加物(甘味、保存、保湿、安定剤)

栄養ドリンクを選ぶときは、ビタミンB_1、B_2、タウリンが多いものを選ぶようにする。無水カフェインが多いものは効き目はあるが中毒性があり逆効果、白糖が多いものは糖のとり過ぎになるので要注意。

とマイナスの影響を語っていました。皆さんも、同じような経験はありませんか？栄養ドリンクは、即効性がありますが、飲むことが習慣になっている人は、とても危険です。栄養ドリンクに含まれているカフェインのとり過ぎで、2015年に日本でも死亡事故が起きました。

このような栄養ドリンクのとり過ぎによる事故は、海外ではあったのですが、ドリンク剤のボトルサイズの違いを理由に、日本ではそれほど問題視されていなかったのです。しかし、徹夜勤務のためにサプリメントを含めたカフェインのとり過ぎにより起きたこの事故は、他人事ではありません。

カフェインは、中毒性もあるため、ある程度の知識を持たないと諸刃の剣なのです。

肝臓の負担はもちろん、本来であれば疲労がたまりにたまっているカラダを無理やり動かすわけですから、筋肉だけでなく、あらゆる臓器の負担は計り知れません。疲労回復のためのものが、逆に疲労を助長させることにもなりかねず、とても危険なのです。

ですから、栄養ドリンクが習慣化している人は、今日をきっかけにドリンク剤から食事へ意識を変えてみてください。

疲労回復には、ビタミンB_1、ビタミンB_2、タウリンをとること。豚肉や鶏ムネ肉、牛乳などを意識してとるようにすることが大切ですよ（P68参照）。

間食は子どもや高齢者にはとくに必要

「甘いものは別腹」とよく言いますが、これまで多くの選手たちを見ていて思うことは、食後のデザートや間食は「食べたい」という衝動の前に、習慣化されていることが多いということです。

小さなときから食後に果物を食べていた、小腹が空いたらヨーグルトを食べていた、というカラダに良いエピソードもあれば、体脂肪を落としたい女子選手の中には、夕食後にクッキーを食べることが習慣になっていて、食べないと眠れないという選手もいました。

食後のデザートや間食は、一概にそれが悪いとは言えません。成長期の子どもやスポーツ選手の場合、適切な栄養素を含むものを補食としてとることで、効率良くカラダが作られます。

また、消化吸収が落ちている高齢者の場合は、一気に食べるよりも少しずつ食べることで胃の負担が軽減されるので、こまめにとると吸収が高まるイチゴやキウイなどの果物を食後にとることは良いことです。

カラダにとって不足しているものがあれば、食事以外のタイミングで必要な栄養素を含

むものを食べることは良いことですし、必要なことなのです。

ただし、果物ならいいのですが、「食後のデザート」と聞くと当たり前のように「ケーキ」などのお菓子が浮かんだ人は注意が必要です。先ほどの女子選手のように、それが習慣になってしまうと、体脂肪は増える一方。ただ、逆を言えば、その悪い習慣を断ち切ればカラダは簡単に変わります。マイナスの習慣は、逆にプラスにするというチャンスがあるともいえます。

ただし、どうしても甘いものが食べたくなるときは、誰にでもあるもの。そういうときは、甘いものを食べても「太りにくい時間帯」を覚えておきましょう。

それは、**午後2時～4時の間。脂肪を蓄える「BMAL1（ビーマルワン）」というタンパク質が体内で減る時間なので、この時間は太りにくい時間帯**なのです。太りやすいもの、甘いものが食べたいときは、時間帯を考えて食べるようにするといいでしょう。

「グルテンフリー」は元々アレルギー食

「小麦粉はやめているので、パスタやパンは食べません」

この言葉を筆頭に、「グルテンフリー」という言葉が出回っています。グルテンとは、小麦タンパク質のことですが、最近は「グルテンフリー」と表示されている商品もたくさん目にするようになりました。

これは、海外のモデルなどが実践したら痩せたとか、脳が活性化して仕事がはかどったなどの経験談から広まったものでもあります。また、先ほどもお話ししたジョコビッチ選手が、この食事法にしてから結果を出していることから、ますます推奨され、注目が集まっている手法です。

「ジョコビッチ選手は小麦粉を食べていないから強い」と誤解をしている人も多いですが、ジョコビッチ選手の場合、小麦粉が彼にとって遅延型アレルギーだったためグルテンを避けています。また、セリアック病というグルテンが原因の疾患を持っている人は、当然避けるべきでしょう。

しかし、遅延型アレルギーでもセリアック病でもない人まで、グルテンを避けるべきなのでしょうか。

海外のモデルがグルテンをやめて痩せたのは、もしかしたら、主食（小麦粉など）を控えたことによるかもしれません。実際に、グルテンフリーで痩せた人を見ると、もともと主食が大好きで、小腹がすくとパンを食べる、夜食でカップ麺を食べてしまう、という人で少しポッチャリしている人が多い。そういった人たちが、食生活を改善すると、体重が落ちたり、体調が良くなることはよくあります。

また、グルテンは腸内で炎症を起こしたり、その炎症が肥満を引き起こす、中毒性があるため避けたほうがいいと言う医師はいますが、**グルテンを含む糖質の血糖値の上昇が問題だとしても、果たしてすべての人間の腸で炎症を起こすかどうかは、もう少し時間をかけて文献を見極める必要があります。**グルテンに関するいくつかの論文では、まだ確定できない情報も多いのです。

ちなみに、グルテンを主原料にしたものに「麩」があります。麩には、「プロリン」というコラーゲンと親戚のような成分が含まれています。これは、肌にとって大事な成分。数年前までは、肌を美しくするために「麩が安上がりでいい」と話題になり、店頭から麩がなくなったこともありました。

一時期、もてはやされた食材が「食べてはいけない食材」になるケースはよくありますが、果たしてあなたにとって、グルテンフリーは本当に必要なものだと感じますか？

油はダメではなく「良い油」を正しくとる

油はカラダに悪い、いらないものと思いがちで、なるべく油を制限することこそが健康につながると思われていました。しかしここ最近、油によってさまざまな特徴があることがわかり、そのとり方が注目されています。

油は、油脂に含まれている脂肪酸によって分類されます。肉や乳製品などに多く含まれるのが「飽和脂肪酸」、魚や植物油などに多く含まれるのが「不飽和脂肪酸」です。

飽和脂肪酸は、常温では固体として存在します。「悪い油」というイメージが強いですが、国の基準では、18歳以上の男女の場合、1日の総摂取エネルギーの4・5～7パーセント未満をとるのが望ましいとされており、カラダにとっては必要不可欠な油です。

ただし、普通に肉や乳製品をとっていれば簡単に基準値はクリアでき、むしろ油断するととり過ぎる傾向があります。**飽和脂肪酸のとり過ぎは、LDLコレステロールや中性脂肪を増やし、動脈硬化などの原因にもなるので注意が必要**です。

不飽和脂肪酸は、常温では液体で存在し、「良い油」といわれており、コレステロール値を低下させる、血流を良くするなどの作用があります。

脂肪酸の種類

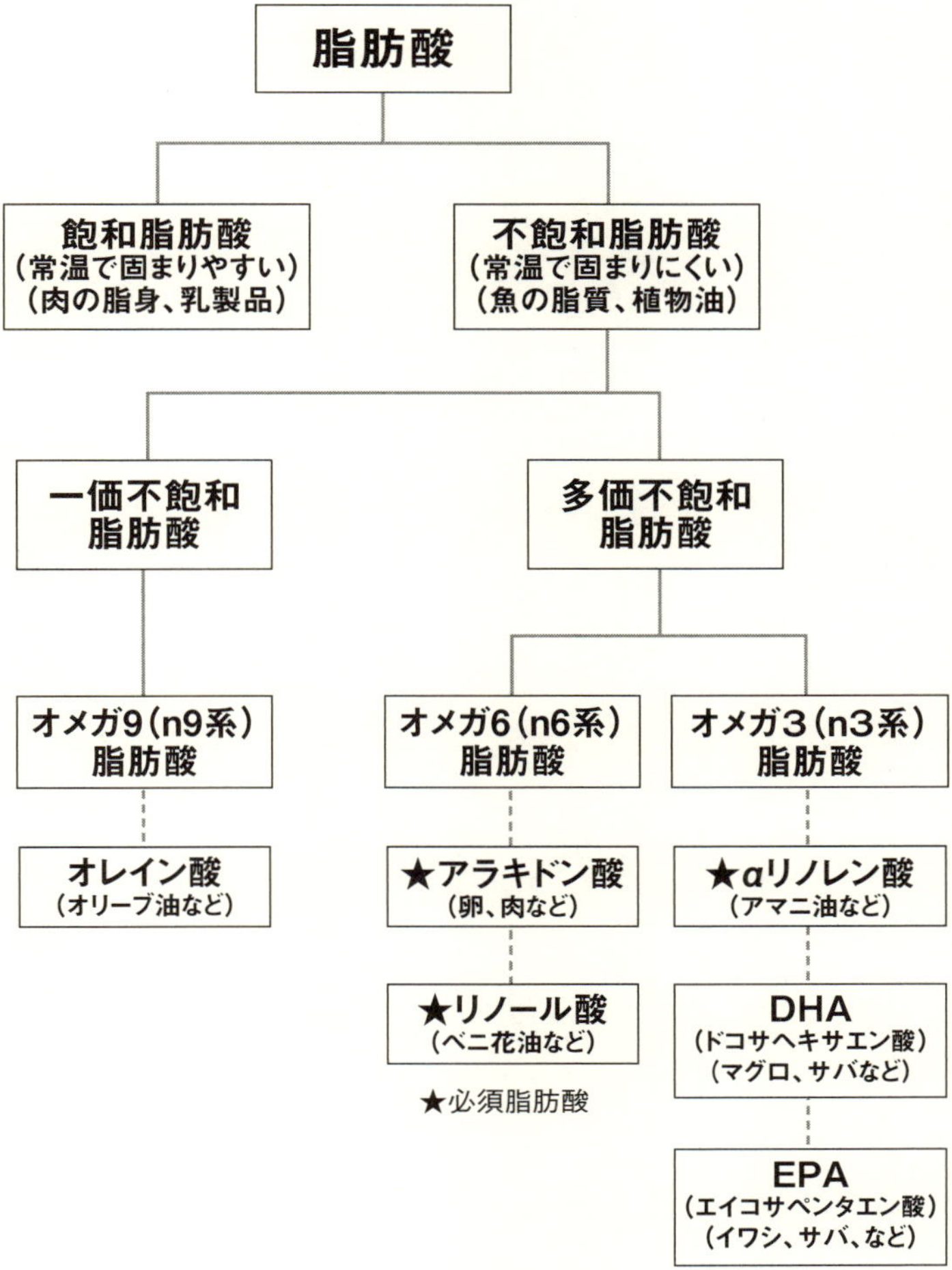
脂肪酸
飽和脂肪酸
（常温で固まりやすい）
（肉の脂身、乳製品）
不飽和脂肪酸
（常温で固まりにくい）
（魚の脂質、植物油）
一価不飽和
脂肪酸
多価不飽和
脂肪酸
オメガ9（n9系）
脂肪酸
オメガ6（n6系）
脂肪酸
オメガ3（n3系）
脂肪酸
オレイン酸
（オリーブ油など）
★アラキドン酸
（卵、肉など）
★リノール酸
（ベニ花油など）
★αリノレン酸
（アマニ油など）
DHA
（ドコサヘキサエン酸）
（マグロ、サバなど）
EPA
（エイコサペンタエン酸）
（イワシ、サバ、など）
★必須脂肪酸

そして、この**不飽和脂肪酸には、「必須脂肪酸」といって体内では作ることができないため食品からとらなければならない脂肪酸が3つあります。αリノレン酸、リノール酸、アラキドン酸です。**これらは、細胞膜やホルモンを作るなど重要な働きがあります。そのため、油をまったくとらないと、これらの働きが悪くなるなどの弊害が起こります。

αリノレン酸は、「オメガ3」（n3系）に分類され、アマニ油やエゴマ油などに含まれます。これらは、体内でDHAやEPAを生成する原料になります。

リノール酸は、「オメガ6」（n6系）に分類され、サラダ油などに多く含みます。しかし、実はサラダ油は「良い油のような悪い油」なので、リノール酸は油以外のクルミや落花生などの種実類や、高野豆腐や油揚げ、きなこなどの豆類などの食品からとるのが理想的です。加熱せずにとれるので、サラダ油のような悪影響はありません。

アラキドン酸も「オメガ6」に分類され、肉などに多く含まれますが、十分な量を簡単にとることができ、むしろとり過ぎてしまうくらいなので、不足の心配はありません。

必須脂肪酸に含まれるオメガ6は、実は、私たちの身近にたくさん存在します。外食やコンビニ弁当、スーパーのお惣菜で使われる肉や油などの食材はすべて、オメガ6を多く含んでいます。しかし、簡単にとれることで、かえってとり過ぎる傾向があり、それが大人のアレルギーを発症させたり、脳血管疾患やがん細胞を増やすといわれています。

一方、オメガ3は、意識していないと不足しがちになる油。前章で血行が良くなる、頭痛に効くなどカラダに良い油として紹介しましたが、それ以外にも花粉症や炎症などを抑える効果があり、最近はその必要性と良さがとくに注目されています。

この必須脂肪酸のオメガ6とオメガ3は、4対1の割合でとるのが理想的です。ただし、とり過ぎの傾向があるオメガ6は少し控え、不足がちのオメガ3を意識してとるようにしましょう。

さて、良いといわれている不飽和脂肪酸ですが、実は欠点もあります。

それは、「酸化しやすい」ということ。つまり、**良い油も空気中に放置しておくと、どんどん酸化が進み悪い油に変化してしまうのです。**焼き魚は早めに食べたほうが良く、焼いてから時間の経ったサバを食べて、胃もたれに悩む選手もいるくらい、人によっては過敏に反応する油でもあります。

「油はカラダに良くない」「油はとらないほうがいい」と単純に考えるのではなく、何が良くて何が悪いのか、正しい知識を持ち、自分にはどんな油がどれくらい必要なのかを考え、上手く食事にとり入れていくことが大切です。

「サラダ油」はカラダを壊す

さきほど、サラダ油は「良い油のような悪い油」と言いました。

実は、私たちがよく口にするサラダ油は、カラダに悪影響を与え、とり過ぎに注意しなければならない油なのです。

そもそも、サラダ油の原料は何でしょうか？

「サラダ」と言うくらいだから植物から作られているだろうし、何となくカラダに良さそうな気がする、と思っている人が多いかと思います。でも、オリーブ油やベニ花油など原料がわかるものと違って、サラダ油はわかりません。

実は、サラダ油はＪＡＳ規格（日本農林規格）では、「精製油よりも精製度の高いもので、低温下においても濁ったり、固化することのないサラサラ感のある油」で、ＪＡＳ規格が定めた植物性油脂やＪＡＳ格づけの行われた製品のみを指し、「0度の環境で5・5時間放置しても濁らない」ことが条件になっています。

サラダ油と標記されているオイルの多くは、２種類以上の植物油を混合したもので、現在、JASがサラダ油として認めているものには、サフラワー油、ぶどう油、大豆油、ひまわり油、菜種油、トウモロコシ油、こめ油など9種類があります。そして、国内で流通しているサラダ油の8割は菜種油か大豆油。その多くは、油自体を海外から輸入しています。

このサラダ油の原料の主成分は、必須脂肪酸の「リノール酸」です。

ところが、**精製時に加熱されることで、このリノール酸は酸化してしまい、脳に悪影響を与える「ヒドロキシノネナール」という神経毒を発生させます。**

そのサラダ油を炒め物や揚げ物に使えば、当然、加熱により傷みは増し、ますますカラダに悪影響を与えてしまうのです。最近では、サラダ油が認知症を進行させているともいわれています。

また、サラダ油はトランス脂肪酸も含みます。**トランス脂肪酸は、加齢臭にも影響するとお話ししましたが（P１０３参照）、動脈硬化や心疾患、認知症などにも影響する「食べてはいけない油」**です。

世界保健機構（WHO）は、トランス脂肪酸の1日あたりの摂取量を総エネルギーの1パーセント未満と勧告しています。

アメリカでは、平均約2・2～2・5パーセント摂取しており、2015年にトランス脂肪酸を含む油脂の使用を3年後までに全廃することを決めました。その他、デンマークやスイス、カナダ、韓国、中国など、海外の多くの国でも、トランス脂肪酸の規制措置を実施したり、表示を義務づけしています。

日本では、平均摂取量は約0・3パーセントなので、食文化の違いから「摂取量は問題ない」と未だに規制はありません。しかし、脂っこい外食が多く、パンやドーナッツなどを好んで食べる人は、トランス脂肪酸が多く含まれているものはなるべく避けるという自主的な行動が必要です。

野菜は水分、果物は糖分

野菜と果物は、たくさん食べるほうが健康的で、どちらもカラダに良いイメージがあります。実際、ビタミンやミネラルがとれるために、野菜も果物も一括りとして考えてしまう人も多いかもしれません。

でも、栄養素は大きく違います。

野菜は、約90パーセントが「水分」です。種類によってビタミンCやカロテン、食物繊維、カルシウム、鉄などが含まれますが、低エネルギーですし、血糖値の上昇や便秘を改善する食物繊維がとれるため、たくさん食べても太る心配はありません。

野菜は、大きく「淡色野菜」と「緑黄色野菜」に分類されますが、栄養価は、緑黄色野菜のほうが高く、ホウレン草やニンジン、カボチャなどは、水分量が多く淡色野菜であるもやしや白菜などより、栄養素が効率良くとれるメリットがあります。

ただし、ニンジンやカボチャなどの野菜は糖質も多い。ごはんやパンを食べていることと同じことになり、食べ過ぎると太ります。

そしてそれは、果物も同じです。**果物も「糖質」が多い。野菜と違って、果物はとり過ぎると体重増加につながることもあります。**

中でも、バナナやパイナップルはとくに糖質量が多く、バナナ1本には、ごはん茶わん半分の糖質が含まれるほどです。

果物ばかりとるダイエットがありますが、とり方を工夫しないと、逆効果になる場合があるかもしれません。

「グラノーラ」を食べてもきれいにならない

健康的でカラダに良いし、簡単だからと「グラノーラ」を朝食に食べるのが人気ですが、どうやって作るか、ご存知でしょうか?

グラノーラは、トウモロコシや麦などの穀類に、ナッツやドライフルーツ、砂糖、ハチミツ、そして油を加えてオーブンで焼いたものです。

しかも、この油の量がびっくりするほどたっぷり使われていることは、意外と知られていない事実。**グラノーラは、高エネルギー食であり、ごはん1杯とグラノーラ1食分のエネルギー量はほとんど変わりません。**

もちろん、朝の忙しいときに、菓子パン1個で済ませるよりは、グラノーラのほうが糖質だけでなくミネラルも補給できます。スポーツをする人は、間食でお菓子でとるよりグラノーラをとったほうがいいでしょう。

でも、グラノーラをとり入れてダイエットしようとしても、当然これでは痩せません。脂質を半分以下に抑えたグラノーラハーフというものもありますが、**栄養素がぎゅっと詰まっているために、体重を増やしたい人には最適の食べ物**なのです。

グラノーラにこだわらなくても、グラノーラのように簡単に食べられてカラダにもいいというお勧めの食べ方があります。

それは、あまり味がついていないコーンフレークを用意して、オメガ3が多いクルミなどをプラスし、ハチミツで味つけして必要なら少し油を加えてオーブンで焼く食べ方です。これなら、油の量を気にせず、十分グラノーラの代用ができますよ。

「和食」はカルシウム不足になりやすい

和食はカラダに良いイメージがある人が多く、講演などで「どんな食事をしていますか?」と尋ねると、自信をもって「和食でバランス良く食べています!」と答える人がいます。一方、洋食は脂っこく、中華はもっと脂っこいのでカラダにはあまり良くないと思っている人も多いでしょう。しかし、それだけでしょうか?

昔のように単純に煮る、焼くだけでなく、いまは健康を意識したいろいろな調理法があり、和洋中をそれぞれ一括りで断言することはできませんが、それぞれの傾向を見ていくと、食事を選ぶ基準が見えてきます。

和食は、比較的油を控えた、素材を生かす調理法が多いのが特徴です。生ものやシンプルなものが多いため、上手に食材を選べば、比較的必要な栄養素だけがとりやすいというメリットがあります。

また、糖質を控えた食事をする場合も、定食ならごはんの量をコントロールし、代わりに他の栄養素をとりやすくすることが簡単にできます（ただし煮物などにみりんや砂糖を使うため意外と糖質をとっている場合もある）。

しかし、**和食の最大のデメリットは、カルシウム不足になりやすいこと。国の調査でも、日本人のカルシウム不足は長年指摘されています。**実際に、栄養士を目指す学生たちに和食のメニューを作成させると、カルシウムと鉄は意識してとり入れたり組み合わせたりしないと不足しがちになります。一般の人の場合は、もっと強い意識が必要かもしれません。

「牛乳は和食に合わない」という理由で、給食での牛乳の提供を廃止したある自治体がありましたが（のちに補食としてとり入れた）、和食に合うカルシウム源はたくさんあります。切り干し大根、高野豆腐、ワカメ、干しエビ、シラス……。和食を作るときに、このような食材を意識してとり入れれば、上手にカルシウムが補給できます。

洋食は、バターや生クリームなどをたくさん使うので、エネルギーをとり過ぎる傾向があります。主食がパスタやパンなどで、主菜があり、サラダが少し、というランチメニューがよくありますが、体脂肪が気になる人にはお勧めできません。また、パスタや肉料理にかかっているソースを最後まできれいにパンにつけて食べてしまうのも、脂質やエネルギーのとり過ぎになります。

ただし、**肉や魚のグリルなどから良質なタンパク質をとりやすい料理ともいえます。**また、レバーや乳製品を多く使う傾向があるので、料理を上手に選べば、日本人が不足がちな鉄やカルシウムを効率良くとることができます。

中華料理は、「とにかく脂っこい!」というイメージがあります。

たとえば、かに玉のようなー見シンプルな料理も、あのふわっとした食感はフライパンに油を大量に入れて作られていますし、エビチリや酢豚なども炒める前に「油どおし」していることが多い。このような調理法だと、当然脂質は高くなりますが、中華料理は、選び方によっては野菜が多くとれるというメリットもあります。

意外と注意が必要なのは、点心です。多くの点心は、皮を小麦粉や強力粉で作っていますが、これはごはんと同じ糖質。「餃子とチャーハン」「ごはんとシューマイ」は「糖質×糖質」の組み合わせですので、メタボの原因になります。**点心を食べるときは、主食は抑**

えて、そのぶん、野菜炒めやサラダなどを食べるようにしましょう。

和食も洋食も中華も、何を選ぶかが大事。それぞれのメリット、デメリットを頭の中に入れておけば、「和食は良い、中華は太る」という固定観念にとらわれず、食事を楽しむことができるはずです。

【第4章】誰でもできる健康食生活のコツ

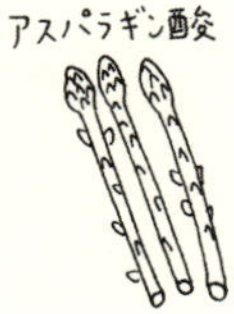

カラダの水分量で若さを保つ

人間のカラダの約60パーセントは水分であることは、テレビCMなどでもいわれていることもあり、よく知られています。しかし、体水分量は年代によって違います。もっとも多いときは、カラダの約80パーセントが水分になりますが、これは赤ちゃんのとき。赤ちゃんのほっぺたや手足などをさわると、羨ましくなるほどもちもちとしているのは、水分量が影響しているからです。そして、年齢が高くなるほど体水分量は減少して、高齢者になると約50パーセント程度まで下がるといわれています。

水の役割は、

① カラダの成分になる
② 栄養素を運ぶ
③ 体温を調節する

と大きく3つあります。成人の場合、カラダの約60パーセントが水分と言いましたが、水を通してエネルギーの生産や細胞の生産を行っています。また、水を介してカラダの細胞が正常に保たれ、生命維持に重要な役割を果たしているのです。

よく「ドロドロ血液」といいますが、これは水分不足になった場合の悪影響の一つ。**体内の水分量が少なくなると血液の流れが悪くなり、血液が運ぶ酸素と二酸化炭素の運搬がスムーズにいかなくなります。いくらたくさん栄養素をとっても、それを運ぶ血液がドロドロだったら、栄養素のとり込みや老廃物の排泄も上手くいかなくなってしまう**のです。

また、人間は汗をかいたり、尿を排出することで体温を調整しますが、このとき調整役になるのが、水分です。

このように、水分は人間のカラダにとって、なくてはならないもの。健康を維持するだけでなく、若さを保つためにも必要不可欠なものです。

水分は、水を飲むことで補給できます。「のどが渇いた」と感じる前に、水分補給することが大切なのですが、できれば、ペットボトルなどでつねに持ち歩き、こまめに補給するようにしましょう。ペットボトルを利用することで、水分補給量が目で見てわかるため、もっと飲むべきかどうかというコントロールがしやすくなります。

また、食事時に味噌汁やスープで水分を補給するのはもちろん、野菜はその90パーセントが水分ですので（P164参照）、水ばかり飲みにくいときは、食事を工夫するのも水分を上手くとるコツです。間食で、水分の多い柑橘系の果物をとってもいいでしょう。

脂肪組織は水分の割合が少ないため、体脂肪が多いとカラダの水分量は少なくなります。だから、男性よりも脂肪の多い女性のほうが、体内の水分量は少なくなる傾向があります。トイレの心配などがあり、年齢とともに水分補給をがまんしてしまうかもしれませんが、年をとるほど水分補給を意識してほしいもの。とくに女性の皆さん、美容のためにもしっかりと水分をとるようにしましょう。

発酵食品で腸内環境を整える

ここ最近、健康食材として注目されているのが「発酵食品」です。味噌や納豆、酢など、日本古来のものも多く、カラダにとても良いイメージがあります。

発酵とは、微生物を利用して食品を製造することですが、これらは偶然生まれたものも多く、自然界にいる微生物がたまたま食材に混入し、気温や湿度などの環境がピッタリ合ってできた食品もあります。逆に、違うものが入ってくると、求める食品ができないこともあります。

私も学生時代の管理栄養士過程で、ジャムや缶詰などさまざまな加工品を作ったのですが、中でもいちばん難しかったのが納豆でした。蒸した大豆に納豆菌を噴霧し、雑菌が入り込まないように行うのですが、納豆菌の増殖のためには空気が必要です。これらを考慮しながら、慎重に容器に詰めなければなりません。そして、温度管理された発酵室で発酵させ、その後、低温で熟成させるのですが、こういった温度管理も難しく、上手くできない場合もあるほど。そう考えると、発酵食品は多くの奇跡や改良があってでき上がった食品だといえます。

そんな奇跡の食品たちは、腸内でも奇跡を起こします。

最近、「腸内フローラ」という言葉をよく耳にします。これは、腸内細菌叢のこと。小腸の終わり（回腸）から大腸にかけて、いろいろな腸内細菌がびっしりと腸壁で生息しており、それが花畑（フローラ）にたとえられて「腸内フローラ」と呼ばれています。

ぬかみそ漬けによる栄養素変化

（50gあたり）

	ビタミンB1 (mg)		ビタミンB6 (mg)		食塩 (g)	
	生	漬	生	漬	生	漬
カブ	0.03	0.25	0.08	0.19	0	2.2
大根	0.02	0.33	0.04	0.22	0	3.8
キュウリ	0.03	0.26	0.05	0.20	0	5.3
ナス	0.05	0.10	0.05	0.15	0	2.5

（出典:日本食品成分表　七訂）

玄米を精米するときに出る「ぬか」には、ビタミンB群や食物繊維などが含まれており、そのぬかを乳酸発酵させた「ぬか床」は栄養素がたっぷり含まれている。

これまで、疾病予防は心臓や肺、脳などの「組織」を重視するように考えられていました。しかし、「腸の環境を良くすることこそが免疫力に関与し疾病を防ぐ」という研究結果がたくさん発表され、多くのメディアでとり上げられると、腸内フローラを良い状態にするサプリメントや病院などの施設も作られるようになりました。その**腸内フローラを改善する効果が期待されているのが、奇跡の食品「発酵食品」**なのです。

発酵食品は腸内の善玉菌を活発にさせます。善玉菌の中でよく耳にする乳酸菌は、動物性由来と植物性由来がありますが、**腸で効果が高いのは、植物性由来のもの。梅干し、味噌、しょうゆなどの発酵食品は、植物性乳酸菌の活動を活発にするので、整腸作用はもちろん、免疫力や自律神経を**

整えるなどの効果があるのです。

とくにお勧めなのが、ぬかみそ漬けです。乳酸菌や酵母菌による植物性発酵食品ということだけでなく、なんとビタミンの量が生で食べるよりもアップするのです。食品によって異なるものの、疲労回復や夏バテに効果のあるビタミンB_1は2~10倍以上にもなり、それ以外のビタミンB_2やB_6も大幅にアップするのです。

ただし、塩分もアップします。夏場の熱中症や夏バテ予防には最適ですが、気になる人はよく考慮しながら上手くとり入れましょう。

動物性の発酵食品で代表的なものは、ヨーグルトです。

近年、菌の研究がどんどん進み、「LG21」「R1」など乳酸菌の中にも、効果が異なるいろいろなタイプのものがあることがわかってきましたが、なるべく一つのメーカーにこだわらずに、**いろいろなメーカーのヨーグルトを食べることが、自分の腸内環境に合う菌を見つけるいちばんの方法です。**

ところで、ヨーグルトのパッケージの蓋を開けたときに、水がたまっていることがありますが、その水はどうしていますか。実は、**その水分こそ「ホエイ」といって、とても大**

事なもの。カラダに吸収されやすく、サプリメントのプロテインの原料になるほど、カラダを作る材料が含まれているのです。

だから、捨ててしまうなんてもったいない！

ギリシャヨーグルトは、この水分をとり除いたもので、水分がない分それ以外の栄養価は上がりますが、プレーンヨーグルトのホエイは、ぜひとりたい栄養素の一つです。

魚のエースは「マグロ」

寿司の中で、子どもたちにもっとも人気のあるネタは「サーモン」だそうです。

サーモンの栄養効果は、もうすでに知識として頭に入っていると思いますが、抗酸化作用や骨格の強化などにとても効果がある食品です。実際、選手の中には毎朝サーモンを食べる選手もいるほど！

しかし、この栄養効果抜群のサーモン以上に、もっと栄養レベルの高い魚があります。栄養がたっぷりで、カラダも頭も強くする魚のエース。

それは、マグロです。

トロは、ＤＨＡやＥＰＡなどのカラダに良い効果をもたらす脂質を多く含み、赤身は、身体強化や免疫力を上げるなどの効果が期待できる栄養素をたっぷり含んでいます。貧血で鉄をとりたいと無理矢理レバーを食べていた人も、マグロだったら食べやすいですし、栄養的にも代用できます。

選手たちから、「寿司屋にいったら何を食べたらいい？」と聞かれることがありますが、「迷ったらマグロを食べて！」と教えることもよくあります。

ただし、欠点もあります。

それは、メチル水銀が多く含まれていること。妊婦の場合、メチル水銀を多くとると胎盤を通して胎児に伝わり、神経系に悪影響を及ぼします。カラダに良いからといって、やはり食べ過ぎには注意が必要です。

また、マグロに限らずどの魚でも、天然より養殖のほうが脂が乗り、ＤＨＡ・ＥＰＡが多く含まれていますが、養殖は短期間で魚を大きく成長させるため、成長ホルモンを含むエサを使っている場合もあります。それを、人間が食べたときの影響も考える必要があります。

いずれにしても、近年、マグロの獲り過ぎによる資源の低下が問題視されていますので、マグロの栄養効果を感じながら、大切に味わいたいものです。

肉のエースは「鶏」

スポーツ選手が好む肉のナンバーワンは牛肉ですが、「カラダに良い肉は？」と尋ねると「鶏肉！」と返ってくることが多いです。

肉は、タンパク質以外に含まれる栄養素が大きく違い、それによって効果が異なります。でも、実はそれがメリット。牛、豚、鶏にはそれぞれの特徴があるので、目的に対して何を選ぶべきかが明確になりやすいといえます。

その中でも、なぜスポーツ選手が鶏肉がいちばんカラダにいいと言うのかというと、鶏肉はいちばん万能型だからです。

鶏肉には、ムネ肉、ササミ、モモ肉、手羽先、ナンコツ、レバーなどの部位があり、部位によって特徴が大きく異なります。これが、効率良く必要な栄養素をとるメリットでもあります。

ムネ肉には、疲労回復効果の高い「イミダペプチド」が含まれます。渡り鳥が何百キロも飛べるのは、ムネ肉に多く含まれるイミダペプチドが要因ということもいわれており、最近はその栄養素のサプリメントが販売されているほど。いまもっとも注目されている栄養素の一つでもあります。ムネ肉はササミと同じ部位で、含まれる栄養素もほぼ同じですが、スーパーなどではササミよりもムネ肉は安く売られていることが多いので、買いやすい部位です。

モモ肉は、ムネ肉同様に高タンパク質ですが、脂質が高めです。そのため、調理した際のパサつきがなくジューシーで美味しいので、体重を増やしたいときにはもってこいの部位。ただ、脂質が気になる場合には、皮をはがすことで余計な脂質をカットでき、エネルギーが40パーセントほど抑えられます。脂肪が気になる人は、皮をはずすことをお勧めします。

また、手羽先やナンコツには、コラーゲンが含まれますし、レバーは鉄が豊富に含まれます。

鶏肉には、ビタミンAやEが含まれているため、抗酸化や抗糖化を狙うにはビタミンCと一緒にとることがコツ（ACEのビタミン）です。この食べ方によって、タンパク質をとる際に意識したい食物繊維もとれるため、肉と野菜の組み合わせはここでも大事だということがわかります。

また鶏肉は消化が良いとよくいわれますが、これは脂質が少ない部位が多く、また皮や脂身をはずすことで簡単に脂質がカットできることも理由です。皮つきのモモ肉は消化に良いわけではありませんのでご注意を。

野菜の3強は「トマト、アスパラ、ブロッコリー」

「コレを食べておけばOK！　という野菜は何？」

せっかちな選手はいるもので、こういう質問はよく受けます。野菜はカラダに良いイメージがあるものの、栄養についてあれこれ学んでいくと、どんなときにどれが必要なのかがわからなくなることがあるようです。そんなとき、私はこう答えます。

「トマト、アスパラ、ブロッコリー」

もちろん、状態によっては若干変わることはありますが、基本的にはこの3つです。

トマトは、ビタミンA、C、Eといった抗酸化作用のあるビタミンや、リコピン、食物繊維、鉄、クエン酸などが含まれています。いろいろなストレスがある中で、これらの栄養素はとても大事。また、ビタミンPといって血管を強化する栄養素があることも見逃せません。

アスパラは、アスパラギン酸という疲労回復などに効果のあるアミノ酸が含まれています。アミノ酸はタンパク質。**タンパク質は、肉や魚介類などにしか含まれないと思われがちですが、野菜のアスパラの中には、それと同じ成分が含まれているのです。**

また、血管に作用するルチンや、ビタミンが多いことも特徴です。

ブロッコリーは、何といってもビタミンCが多い。もちろん、抗酸化作用のビタミンA、C、Eもセットでとれます。さらに、血液を作ったり、妊娠中にしっかりとることが勧められる葉酸や、便秘予防の食物繊維、さらに解毒酵素の生成を促進したり殺菌作用もあるスルフォラファンも含まれる野菜です。

この「野菜の3強」は、栄養素も抜群ですが、調理する場合もとり入れやすいのが特徴です。サラダにはもちろん、スープやソース、炒め物などのアレンジが効きやすい。

ちなみに、トマトは普通のトマトよりも、ミニトマトのほうが同じ重量で比較すると栄養価が高くなります。旬の時期に収穫されたトマト缶もお勧めです。アスパラは、根元より穂先が栄養価が高い、ということも覚えておくと便利です。

旬の食材はカラダも心も健康にする

いつも食べているものでも、産地で食べるととくに「美味しい！」と感じたことはありませんか。味が濃いとか、甘いとか。トマトやキュウリなどの野菜だけでなく、卵や牛乳など……スーパーで買うのとは違った旨みを感じることがあります。

「甘い」と感じるということは糖度が違います。旨味の差は、アミノ酸の種類や含まれる量が異なります。**同じ食材でも味が違うということは、味覚成分が変わり、栄養素の含有量が違う**のです。

カラダに良いからと、毎日トマトを食べるとします。トマトには、抗酸化作用のあるリコピンやビタミンCなどが豊富です。でも、それが多く含まれているものを毎日食べるのと、そうでないものを毎日食べるのではカラダへの効果がまったく変わります。自分が意識して食べているものが、実は栄養素があまり含まれていないものだとしたら、ちょっとガッカリしませんか。

でも、栄養価があるものとないものは、どのように見分ければいいのでしょうか。

野菜と魚の旬カレンダー (出典:日本食品成分表　七訂)

[野菜の旬]

春
- 新キャベツ
- 小カブ
- タケノコ
- ニラ
- 三つ葉
- 新ジャガイモ
- パセリなど

夏
- ピーマン
- ナス
- レタス
- キュウリ
- カボチャ
- トマト
- オクラ
- 新ゴボウ
- 枝豆
- スイートコーン
- つるむらさきなど

秋
- ジャガイモ
- ラディッシュ
- 玉ネギ
- ニンニク
- サツマイモ
- キノコ類
- ブロッコリーなど

冬
- ホウレン草
- レンコン
- ニンジン
- 白菜
- 山イモ
- 春菊など

[魚の旬]

春・夏 (月)	3	4	5	6	7	8
アジ			●	●	●	
アナゴ				●	●	●
アユ				●	●	●
ウナギ				●	●	●
カツオ			●	●	●	●
カワハギ				●	●	●
サヨリ	●	●	●	●		
スズキ				●	●	●
マダイ	●	●				
トビウオ	●	●	●	●	●	
ニシン	●	●				
ハモ				●	●	

秋・冬 (月)	9	10	11	12	1	2
アマダイ			●	●	●	●
アンコウ						●
イワシ	●	●	●			
メカジキ		●	●	●	●	●
カマス	●	●	●			
カレイ	●					
キンメダイ				●	●	●
サケ	●	●	●			
サバ	●	●	●			
サンマ	●	●	●	●		
タラ					●	●
ヒラメ		●	●	●	●	●
フグ			●	●	●	●
ブリ			●	●	●	●

いちばん確実な見分け方は、旬のものであるかどうかです（P185参照）。同じ食材でも一年を通して栄養価が変わります。たとえば、**野菜の場合は旬のものほどビタミンが豊富。魚だったら、脂が乗って美味しいのはもちろん、脳神経にも関与するDHAやEPAといった栄養素が増えます**。自分のカラダに合った食材を選ぶときに、このような食材の知識を知っておくことがとても有効になります。また、季節を感じながら旬のものを食べるということは、心も豊かにすると言えるかもしれません。

また、栽培方法によって栄養価が変わる場合もあります。たとえば、野菜の場合、ハウス栽培よりも日光が当たる土壌栽培のほうが栄養価が高いと感じるかもしれませんが、実はそうでもなく、キュウリやトマトなどはハウス栽培のほうが栄養価が高いという調査があります。

となると、旬の時期以外では、どのように選べばいいのか。その見分け方はとても難しいですが、一ついい方法があります。

それは、商品のパッケージに記載されているQRコードを活用する方法です。大手スーパーでは、商品の特徴をパッケージに書いているところも多いのですが、**商品についているQRコードからは、生産者の情報や栄養素の詳細など、その特徴がわかります**。食材選びに迷ったり、気になる食材があったら、ぜひ利用してみてください。

乾燥食品を上手に使う

切り干し大根や干しシイタケ、乾燥ワカメ、ドライフルーツなど、最近注目されている食材の一つに、乾燥野菜があります。乾燥食品は常温で持ち運びができ、保存が効くものとして発達してきました。そして、**乾燥させることで水分量が蒸発し、それによって栄養素がぎゅっと詰まった形になります。**

乾燥させたものと生のものの同じ食品を、食品成分表に表示してある単位（100グラム）で比較した場合、当然乾燥させたもののほうが栄養価はぐっと高くなります。ただし、注意しなければならないのは、**その値だけで栄養価が多い少ないを判断することは危険**だということです。

というのは、たとえば大根の場合、コンビニなどにあるおでんの大根は、1個約100グラムです。対して切り干し大根100グラムはというと、ボウル1杯分もあります。切り干し大根は水で戻してから使うため、量が4倍も増えます。つまり、切り干し大根

100グラムは、食べる際には400グラムにも増えるというわけです。

料理で使う切り干し大根の1人前の目安量は、約10グラム程度。ですから、**本当は、100グラムでの比較ではなく、1食分で比較することが大事なのです。1食でどのくらい食べるか、食べられるか。そう考えないと、真の乾燥野菜の栄養価はわかりません。**

さて、乾燥食品は、1食で使う量は少ないものの、それぞれに特筆すべき栄養価があります。

たとえば、日本人に不足しがちなカルシウムは、切り干し大根や高野豆腐、ワカメなどからとれます。切り干し大根は、私も選手たちに勧めている食材です。

レーズンや干し柿には鉄が含まれますが、干し柿は糖質が多く、ドライフルーツは血糖値を上げやすいため、体脂肪が気になる人はとり過ぎに注意が必要です。

最近は、自宅でも野菜などを細かく切って干すだけで、乾燥野菜として常備できるものもありますし、乾燥も天日干しだけでなく、さまざまな技術が開発されています。フリーズドライ製法などのように、栄養素を壊さずに保存性に優れたものも増えているので、ぜひ活用してみてください。

乾燥食品の栄養価の違い（100gあたり）（出典:日本食品成分表　七訂）

		ブドウ（生）	ブドウ（干）	大根（生）	大根（干）
エネルギー	kcal	59	301	189	301
タンパク質	g	0.4	2.7	0.5	9.7
脂質	g	0.1	0.2	0.1	0.8
炭水化物	g	15.7	80.7	4.1	69.7
カルシウム	mg	6	65	24	500
マグネシウム	mg	6	31	10	160
鉄	mg	15	90	0.2	3.1
亜鉛	mg	0.1	2.3	0.2	2.1
ビタミンB_1	mg	0.04	0.12	0.02	0.35
ビタミンB_2	mg	0.01	0.03	0.01	0.2
ナイアシン	mg	0.1	0.6	0.3	4.6
ビタミンB_6	mg	0.04	0.23	0.04	0.29
ビタミンB_{12}	μg	(0)	(0)	(0)	(0)
葉酸	μg	4	9	34	210
ビタミンC	mg	2	Tr	12	28
食物繊維	g	0.5	4.1	0.6	21.3

Tr:微量(Trace、トレース)を意味する。最小記載量の1/10以上で5/10未満を示す
(0):推定値0 未測定ではあるが、文献等により含まれていないと推定されたもの

単純に100gでの数値の比較では、生のものより乾燥食品のほうが倍以上栄養価が高くなるが、実際に使う量で比較することが大事。乾物は少ない量で多くの栄養素をとることができる。

カラダに良い調味料の選び方

食材だけでなく、調味料の選び方にも少し気を使うことで、カラダには大きなメリットがもたらされます。最近では、いろいろな調味料が市販されていますが、ここでは家庭で使う調味料の基本「さしすせそ」（さ＝砂糖、し＝塩、す＝酢、せ＝しょうゆ、そ＝味噌）を見ていきましょう。

砂糖は大きく分けて、「白砂糖」「三温糖」「黒砂糖」の3種類に分けられます。「白砂糖はカラダに悪そうなので三温糖を使っている」と言う人がたまにいますが、三温糖は白砂糖などをとり出した液糖を何度も加熱し、褐色にされたもの。つまり、白砂糖と同じ成分です。また、三温糖の褐色は着色されているものもあり、あまりカラダに良いとはいえません。

一方、**黒砂糖は白砂糖にするととり除かれる糖蜜がそのまま入っているため、ミネラルの量は多くなります。糖度は低めですが、コクや甘味が感じられます。**カラダに良いものを選ぶとしたら、黒砂糖をお勧めします。

塩は、できればイオン交換の精製塩ではなく、天日塩を選ぶことをお勧めします。人工的に作られた精製塩は、高血圧などの生活習慣病などに影響するともいわれているからです。

天日塩は、日本人が不足しやすいカルシウムやマグネシウムなどのミネラルが多く含まれているものを選ぶようにしましょう。たとえば、沖縄産の塩は、サンゴの影響でカルシウムなどのミネラルが豊富に含まれているように、産地によって栄養素の含有量がまったく違います。選ぶときには、食品表示などで成分をチェックすることをお勧めします。

「天日塩は高い」と思われるかもしれませんが、塩を使うのは1日数グラム程度。日本人の塩分の理想的な摂取量は1日あたり男性は8グラム以下、女性は7・5グラム以下です。塩として使ってもその程度ですし、味噌汁や他のものからも塩分はとれますから、実際に塩として使う量は本当に微々たるものです。一度購入すれば長く使えるので、食塩こそ良いものを選びたいものです。

酢には、米酢、穀物酢、黒酢、バルサミコ酢などがあります。それぞれ、酢酸やクエン酸が含まれていて、疲労回復などによく勧められたりもしますが、中でも**いちばん効果が**

あるのは黒酢です。これは、アミノ酸も多く含んでいるためです。

どの酢を選んでも良い効果は得やすいのですが、ドリンクとして売られている酢の場合は注意が必要です。酢だと思って飲んでいたものが、実は砂糖の塊のような商品もあるためです。ここでも、食品表示を見るようにするといいでしょう。

しょうゆには、代表的なものに「うすくち」と「こいくち」があります。勘違いされやすいのですが、味（塩分）の違いでこの名前がついたのではなく、色が薄いか濃いかの違いです。**塩分を控えたいといって、うすくちを使う人がいますが、実は塩分は高い。**ですから、夏場に熱中症予防として使うのはいいですが、塩分を控えたい場合は「減塩しょうゆ」を使いましょう。また、しょうゆは発酵食品（P174参照）ですので、腸内環境を整えるなどカラダにとってうれしい効果もあります。

味噌も発酵食品です。原料は大豆だけでなく米や麦などがあり、**大豆が原料の味噌はタンパク質や脂質が多く、米や麦が原料の場合は炭水化物が多くなる傾向があります。**

最近は、時短が求められるために「だし入り味噌」も多く売られていますが、そのような味噌の場合、味噌本来の酵素がだしを分解してしまうため、殺菌処理している場合が多

酢の栄養素（100gあたり）（出典:日本食品成分表　七訂）

		黒酢	穀物酢	米酢	バルサミコ酢
エネルギー	kcal	54	25	46	99
タンパク質	g	1	0.1	0.2	0.5
脂質	g	0	0	0	0
炭水化物	g	9	2.4	7.4	19.4
カルシウム	mg	5	2	2	17
マグネシウム	mg	21	1	6	11
鉄	mg	0.2	Tr	0.1	0.7
亜鉛	mg	0.3	0.1	0.2	0.1
ビタミンB_1	mg	0.02	0.01	0.01	0.01
ビタミンB_2	mg	0.01	0.01	0.01	0.01
ナイアシン	mg	0.6	0.1	0.3	0.2
ビタミンB_6	mg	0.06	0.01	0.02	0.05
ビタミンB_{12}	μg	0.1	0.1	0.1	Tr
葉酸	μg	1	0	0	Tr
ビタミンC	mg	(0)	0	0	(0)
食物繊維	g	0.2	Tr	0.1	0.4
酢酸	g	4	4.2	4.4	5.6

0:最小記載量の1/10（ヨウ素、セレン、クロム、モリブデンは3/10;ビオチンは4/10）未満または検出されなかったもの
食塩相当量では、算出値が最小記載量(0.1g)の5/10未満であることを示す
Tr:微量(Trace、トレース)を意味する。最小記載量の1/10以上で5/10未満であることを示す
(0):推定値 0未測定ではあるが、文献等により含まれていないと推定されたもの

黒酢にはアミノ酸が多く含まれているので、疲労回復などの効果がいちばん高い。バルサミコ酢はブドウが原料のため、エネルギー、炭水化物が多く含まれている。

いのです。それでは、残念ながら味噌の良さが失われているのも同然。できれば、味噌そのものの良さが発揮できるものを使ったほうがいいでしょう。

そして、良い味噌を選ぶコツは、味噌が呼吸できるような小さな口（穴）がついていること！　一度ぜひ探してみてください。

また、これ以外の調味料で、家庭でよく使われているものにソースやドレッシングがありますが、選ぶときに、原材料をよく見るようにしましょう。

ソースは、野菜が多いものもあれば、糖分が多いものもあります。どちらが良いかは一目瞭然。野菜が多いほうを選べば、ソースからも野菜がとれるわけです。

ドレッシングは、何種類も常備している人もいるかもしれませんが、わざわざ買わなくても、アマニ油かオリーブ油にワインビネガーや塩、レモンなどをかけるだけで美味しくサラダが食べられます。これは、ブラジル人選手がよくやる食べ方。そして、オリーブ油などの油を使うときは、遮光されている瓶のものを選ぶようにするのもカラダにいい調味料を選ぶコツです。

ソースの原材料表示例

[例①]

有機野菜を含む野菜がたくさん使われているケース

[値段]:高い

[栄養効果]:野菜の栄養素をたくさんとることができ、栄養素の質も良い。

→ トマト(有機栽培)、玉ネギ、ニンジン、ニンニクなどの野菜、リンゴ、黒糖、粗糖、天日塩、果実酢、穀物酢、しょうゆ、小麦澱粉、香辛料など

[例②]

野菜が多く使われているケース

[値段]:やや高い

[栄養効果]:野菜の栄養素をたくさんとることができる。

→ 野菜・果実(トマト、プルーン、リンゴ、ニンジン、玉ネギ、アンズ)、醸造酢、糖類(砂糖、ブドウ糖果糖液糖)、食塩、コーンスターチ、タンパク加水分解物、香辛料など

[例③]

糖分が多い

[値段]:安い

[栄養効果]:糖分が多いため、使い方によっては太る危険もある。糖化に注意!

→ 糖類(果糖ブドウ糖液糖、砂糖、てん菜糖蜜)、野菜・果実(リンゴ、トマト、玉ネギ、ニンジン、ニンニク)、醸造酢、食塩、コーンスターチ、タンパク加水分解物、香辛料など

原材料表示の最初に記載されている食品に注目。ソースの主な栄養素が確認できる。添加物が多いものはなるべく避けたほうが良い。

スーパーの惣菜は野菜を加えて栄養効果を上げる

「手作りのものはカラダに良い、でき合いのものは添加物が多いのでカラダに悪い」

一般的に、こういうイメージを持っている人が多いかと思います。

確かに、原材料を見てもよくわからないものが入っていることもしばしばあり、そういったことも考慮すると、やはり自分の目で見て選んだもので料理するのがいいと感じるかもしれません。

しかし、忙しい現代人にとって、毎食自分で調理することは難しいことでもあります。そういう場合は、惣菜などのでき合いのもので済ませることもあるかと思いますが、そういうときでも、カラダにいい選び方があります。

まず、**原材料にキッチンにある調味料以外のものや、見たことがないものが多く使われているものは避けます。**「赤色○号」「亜硝酸塩」……というような表示を目にしたことはありませんか？　このような、普段の食生活で目にしないものが含まれているときは、少し注意しましょう。

また、前にもお話ししたとおり、原材料は使用するものが多い順で表示されています。

見た目が美味しそうでも、**原材料の最初のほうにあまり見かけない食材が表示されている場合は、避けたほうがいいです。**逆に、カラダに少しタンパク質を補給して、肌や筋肉を補強しようかなと思ったら、原材料の最初に肉などが表示されているものを選ぶようにするなど、最初に記載されている食材にはとくに注意しましょう。

また、揚げ物を買う場合は、できるだけ揚げたてを選びましょう。これは、油の酸化によるカラダへの害を防ぐためです。閉店間際のスーパーで、値引きのものを買うことがあるかもしれませんが、**時間が経った揚げ物は、カラダにとってはマイナス、「さび」の原因になります。**酸化は油が空気に触れた瞬間から始まるので、揚げ物を買ったらなるべく早く食べるようにしましょう。

焼き魚を選ぶ場合も、カラダにとっては良いはずの脂質が、時間が経つと逆に悪影響を及ぼすため、できれば避けたほうがいいでしょう。魚の油であるＤＨＡやＥＰＡは、本来カラダにとって良いものですが、不飽和脂肪酸のために酸化されやすいのです（Ｐ１６１参照）。

購入したものを、上手くアレンジすることで、栄養素の吸収を高める方法もあります。たとえば、**買ってきた惣菜のひじきにレタスやトマトを添えて「ひじきサラダ」のように**

すれば、鉄の吸収もビタミンCの組み合わせで高まり、色彩も鮮やかになります。から揚げは、野菜を添えるだけでなく、から揚げを野菜と一緒に炒めたり、あんかけにしてみてもいいでしょう。

すべてを手作りするのでは疲れてしまうという人は、このようにプチアレンジでできあいのものをとり入れることも、ストレスなく健康な食生活を送るコツです。

冷食を買うなら「枝豆、ブロッコリー、ブルーベリー」

仕事や子育てに忙しい世代や、一人暮らしなどで買った食材が使い切れない、というような人にお勧めなのが、冷凍食品です。

冷凍食品というと、「手抜き料理」「栄養価が低い」と思われがちですが、旬のものを冷凍していることが多く、生のものよりも栄養価が高い場合もあります。そして、価格も均一。天候によって左右され驚くほど高騰する野菜も、冷凍ならば買いやすくなります。缶詰にも同様なことがいえます。

とくに、**枝豆、ブロッコリー、ブルーベリーは、私が選手によく勧めているものでもあ**

ります。

枝豆は、カラダを作り、免疫力を高めたり疲労回復に効果的です。食物繊維もとれるため便秘の解消にもなります。お父さんのおつまみ的な存在ですが、成長期の子どもや美容にも最適。安価で手軽に1品追加できますし、もちろん補食でも使えます。

ブロッコリーは、「野菜の3強」の一つ（P182参照）。ストレスや免疫力に関与するなど栄養効果はもちろん、調理する際にアレンジしやすい。それ以外にも、インゲンやアスパラ、ホウレン草、カボチャなども常備しておくと便利です。

自分で調理される人は感じているかと思いますが、エンゲル係数が高くなる原因には、野菜や果物が挙げられます。1袋の単価が高く感じるかもしれませんが、これを数回に分けて使うと思えば、冷凍の果物も使えます。その中でお勧めなのが、抗酸化作用が強いブルーベリーです。

また、**市販の冷凍野菜や果物だけでなく、自分で冷凍してもいいでしょう。**

たとえば、納豆。パックのまま冷凍するか、密封できるビニールなどに入れると風味が落ちません。**納豆菌は冷凍しても死滅せず休眠状態になるだけなので、解凍するとまた元気に働きます。**

ごはんや食パンなどもそのまま冷凍できますし、自分で焼きおにぎりを作り冷凍しておけば、市販の冷凍焼きおにぎりのように温めてすぐに食べられます。

卵は冷凍できないと思われがちですが、実は溶き卵にすれば冷凍できます。

果物は、イチゴやブルーベリーはそのまま冷凍できますし、バナナなどは皮をむいて1本ずつ冷凍すれば手軽な補食になります。

野菜は、玉ネギやニンジン、キノコ類など食べやすい大きさに切って冷凍しておくと使いやすいですし、トマトは丸ごと冷凍すれば水で皮がするっとむけます。

野菜や果物は、安いとき、旬の時期に、多めに購入し冷凍保存しておくこともお勧めです。

コンビニ弁当は「シンプル・イズ・ベスト」

「コンビニ食はカラダに良くないものが多い」といわれますが、最近は各社それぞれカラダに良いものを打ち出し、「無添加」などという表示もよく見かけるようになりました。

しかし、中にはカラダにマイナスの影響を与えるものもあります。

たとえば、ハンバーグやコロッケなどの加工品が多いお弁当には、添加物（亜硝酸ナトリウム、リン酸塩ナトリウム、カラメル色素など）、合成甘味料（アスパルテーム、アセスルファムK、スクラロースなど）、トランス脂肪酸（ショートニング）が含まれています。添加物の亜硝酸ナトリウムは、発がん性やアレルギーが疑われています。

また、揚げ物がたくさん入っているお弁当は、作られてから時間が経っている場合、揚げ物が酸化している可能性があります。

それよりも、**なるべく原材料がシンプルなものを選ぶ**ようにしましょう。

たとえば、サラダうどんや、お寿司×サラダという組み合わせ、そして、そこに、不足しやすいタンパク質やビタミン、ミネラルがとれる、牛乳などを合わせてとるほうが、カラダには良いといえます。

主食でしっかり糖質がとれているのに、さらに糖質がプラスされてしまうような、砂糖たっぷりのジュースはもちろん、お弁当と一緒におにぎりや菓子パンなどを食べるのは、避けましょう。

また、コンビニのお弁当といえば「おにぎり」が人気ですが、どの具材を買おうか迷う人も多いかと思います。昔は「添加物の塊」といわれたこともありましたが、最近は少し

「コンビニおにぎり」の食品表示例

[品名]

おにぎり（明太子）

[原材料名:]米（国産米）、辛子明太子、のり、塩、調味料（アミノ酸など）、酸味料、pH調整剤、グリシン、酸化防止剤（V,C）、増粘剤（加工澱粉、増粘多糖類）、乳酸Ca、ベニコウジ色素、カロチノイド色素、香料、発色剤（亜硝酸Na）、炭酸Mg、酵素（原材料の一部に小麦、大豆、ゼラチンを含む）

→ 原材料が多いので、添加物が多く使われていることがわかる。亜硝酸ナトリウムは発がん性など危険性が疑われているもの。海外では使用禁止になっている着色料などが普通に使用されている場合もあるため注意。

[品名]

おにぎり（サケ）

[原材料名:]米（国産米）、焼鮭ほぐし身、のり、調味料（アミノ酸など）、pH調整剤

→ 原材料が少なくシンプル。pH調整剤は変色などを防ぎ品質を安定させ、菌の増殖を抑えて日持ちを良くする。ただし何十種類もあり複数使用しても一括表示ができるので、リン酸などとり過ぎるとカルシウムの吸収を阻害するものも含まれている場合もある。

[品名]

おにぎり（七穀米塩むすび）

[原材料名:]うるち精白米（国産）、もち精白米（国産）、もち黒米（国産）、もち麦、塩、調味酢、植物油脂、大麦、もち玄米（国産）、発芽玄米（国産）、もちきび、もちあわ、コーングリッツ、pH調整剤、グリシン

→ 「精白米」「もち米」などの状態で表示されていることが良い。原材料として「七穀米」と表示されている場合、それを作るまでの間に添加物などが使われていても省略できるので要注意。グリシンは旨味や日持ちをさせる添加物で、植物油脂はつやを出す役割。

便利で人気の「コンビニおにぎり」も、シンプルな具材を選ぶほうがカラダにやさしい。また、のりがついているものは、血糖値上昇を抑える効果もある。

改善されつつあります。その中でも比較的、どのコンビニでも安定して安心できる具材は、「梅干し」と「サケ」です。

一方、もっとも危険な具材は「明太子」。赤色の発色のために「亜硝酸ナトリウム」が使われることがあるからです。ただしこれは、会社によっても違いがあるので、食品表示をきちんとチェックしてみるといいでしょう。

コンビニは、非常に便利で身近なものですが、賢く利用すれば味方になり、間違った選び方をするとカラダに害になる、ということを覚えておきましょう。

運動・栄養・睡眠のバランスでもっと健康に！

健康の3要素は、「運動」「栄養」「睡眠」です。この3つのバランスが大切で、栄養を優先してしまい、他のバランスが崩れては、健康を得ることはできません。

これは、運動が上手くなりたいと思っている人にも当てはまります。

スポーツ選手は、試合がある日は、試合時間から逆算して3時間半から3時間前に食事をします。この時間に食べることで、ある程度食べたものを消化した状態で試合に臨むことができ、それが良いパフォーマンスを出すための条件にもなります。

もし、翌日の試合が早めの時間なら、それに合わせて食事をとるように早く寝ます。とはいっても、前日だけ早く寝ようと思っても眠れないこともあります。そのため、試合の1週間前から試合の時間帯に合わせて食事や睡眠をとるような「カラダの調整」を行うこともあります。

このように運動、食事、睡眠にはリズムがあり、生活スタイルにあわせてコントロールすることが大切なのです。

最近は健康ブームで、早朝や夜にウォーキングやジョギングをする人が増えていますが、その場合も、食事をとるタイミングに気をつけたいものです。

早朝の場合、起きてすぐ何も食べずに運動するのは、カラダに良くありません。寝ている間にコップ1杯以上の汗をかくといいますが、これはカラダから水分がなくなっている状態。また、体温をキープするなどしてエネルギーも消費されています。

そのような状態で**何も口に入れずに運動するということは、血液の流れが悪くなり、心臓に負担がかかってしまいます。**

ですから、起きたらまず水分をとり、少しエネルギーも補給することが理想です。牛乳や果汁100パーセントジュースを飲む。これだけでもかなり違います。

夕食後など、**夜に運動する場合は、ある程度消化した状態で行うことが理想です。また、運動する日の夕食は、油は控えめに。**

そして、運動後は必ず水分を補給してください。理想は、水分とタンパク質が補給できるもの。最近は、健康や美容目的でプロテインを飲んでいる人もいるようですが、ホエイプロテインは牛乳が原料で、ソイプロテインは豆が原料。ですから、わざわざ高価な市販のプロテインを買わなくても、自然の食品である牛乳や豆乳から補給するほうが、カラダにとっては良いことです。

さらに栄養効果を上げるためには、運動後30分以内に補給することです。運動が終わったら「すぐ!」とることで吸収が高まり、効率的にカラダが作られ、疲労が回復しやすくなります。

夜に運動すると、どうしても運動後にビールが飲みたくなるかもしれませんが、カラダのためを思うなら、グッとがまんしてください。

ここまでお話ししておわかりのとおり、運動は多くの水分を失うために、それを補う水分補給が大切。でも、アルコールは利尿作用があったり、また筋肉などを効果的に作る成長ホルモンの分泌が抑えられてしまうため、がんばった効果が出ないばかりか、逆に脱水によるカラダへの負担が心配されます。

水分補給は、水やお茶、果汁１００パーセントジュースで。でも、どうしても、と言うなら、運動後の「とりあえずビール！」はほどほどに。

カラダが
よろこぶ
簡単レシピ

相性のいい食材と食材を組み合わせることで、
栄養素の吸収と栄養価がさらにアップ！
誰でも簡単にできる
カラダにやさしいレシピを紹介します。

＜胃もたれ・胸やけの改善＞
スムージー

【材料】（1名分）	キャベツ 2枚	バナナ 1本
	キウイ 1個	水 1/2カップ程度（具材の大きさで調整）

【作り方】　①すべての材料をミキサーにかける。

【ポイント】
- 1回分ずつ材料をまとめて冷凍しておくと便利。
- キャベツを多く使うとエネルギー過多にならず胃もたれに効く栄養素がしっかりとれる。

＜頭痛の予防と改善＞
果物とナッツの豆乳ボウル

【材料】（1名分）	クルミ 5粒	オレンジ 1/2個
	アーモンド 3粒	豆乳 1カップ（無調整がお勧め）
	バナナ 1本	

【作り方】　①器にすべての材料を盛る。

【ポイント】
- 体脂肪が気になる人は、バナナの代わりにグレープフルーツで。

＜冷え性・肩こり・血行不良・便秘の改善＞

手作り豆乳グラノーラ

【材料】（1名分）

オートミール	50g	クルミ	20g
薄力粉	20g	アーモンド	10g
ハチミツ	大さじ2	ドライフルーツ	20g
豆乳（無調整がお勧め）	20cc		

【作り方】

①ボウルにドライフルーツ以外の材料をすべて入れてよく混ぜる。
②オーブンを170度に温めておき、15分焼く。一度とり出してよく混ぜたら、さらに15分焼く。
③オーブンからとり出したら、ドライフルーツを混ぜる。

【ポイント】

•調整豆乳を使う場合は、ハチミツは控えめに。

＜関節痛の予防と改善＞

手羽先の煮物

【材料】（1名分）

手羽先	3本	酢	大さじ2
だし汁	2カップ	ハチミツ	大さじ2
酒	大さじ1	アサツキ	適宜
しょうゆ	大さじ2		

【作り方】

①鍋にだし汁を入れて、沸騰したら手羽先を加える。
②あくをとり、すべての調味料を加えて手羽先が柔らかくなるまで煮込む。
③器に盛り、小口切りにしたアサツキをちらす。

【ポイント】

•煮込むほどコラーゲンがしっかりとれる。
•アサツキは多いほど良い。ブロッコリーなどを添えると肉と野菜をまとめてとれる。

＜眼精疲労の改善、抗酸化作用＞
パンプキンサラダ

【材料】（1名分）	カボチャ	100g	マヨネーズ	適宜
	牛乳	大さじ3	レーズン	10粒
	塩	少々	ナッツ	適量
	コショウ	少々		

【作り方】

①カボチャは電子レンジで加熱し柔らかくする。
②ボウルにカボチャと牛乳を入れてよく伸ばしたら、塩、コショウ、マヨネーズを加えて味を調える。
③レーズン、ナッツを加える。

【ポイント】

•カボチャと油（マヨネーズ）を一緒にとることでビタミンAの吸収がアップ。マヨネーズの代わりにアマニ油でも良い。

＜肌のトラブルの改善、抗糖化作用＞
チキンのチーズサンド

【材料】（1名分）	好みのパン	1枚	トマト	1/4個
	鶏ムネ肉	50g	ブロッコリースプラウト	適量
	塩	少々	チーズ	1枚
	コショウ	少々	からし	適宜
	油	小さじ1	ケチャップ	適宜
	レタス	2枚		

【作り方】

①鶏肉は食べやすい大きさに切り、塩とコショウをふる。トマトはスライスする。
②からしとケチャップを混ぜておく。
③フライパンを熱し油を入れ、鶏肉を焼く。
④パンに②をぬり、③と野菜、チーズをはさむ。

【ポイント】

•鶏肉の代わりにエビやサーモンでもお勧め！

<ロコモ症候群・筋力低下の予防>
チキンシチュー

【材料】（1名分）

鶏ムネ肉	50g	ニンジン	1/4本	水	200cc
塩	少々	ブロッコリー	3房	シチューの素	1皿分
コショウ	少々	油	小さじ1		
玉ネギ	1/4個	牛乳	100cc		

【作り方】

①すべての材料を食べやすい大きさに切る。
　鶏肉には、塩、コショウをふっておく。
②ブロッコリーをさっとゆでる。
③フライパンを熱し油を入れ、鶏肉と玉ネギを炒める。
④③にニンジンと牛乳、水を入れて材料が柔らかくなるまで煮込んだら、シチューの素を加える。
⑤食べる直前にブロッコリーを加える。

【ポイント】

- 体脂肪が気になる人は、もちろん皮や脂身をはずす。
- 牛乳が苦手な人は豆乳で。ただし、カルシウムがとりにくいので鶏肉の代わりにサバ水煮（缶）や厚揚げにすると良い。

<薄毛・髪質の改善>
牛肉ガーリックステーキ

【材料】（1名分）

牛肉	100g	コショウ	少々
ニンニク	2片	油	小さじ1
塩	少々		

【作り方】

①牛肉に塩、コショウをふる。
②ニンニクはスライスする。
③フライパンを熱し油を入れ、ニンニクを入れて、
　香りが出てきたら牛肉を加えて焼く。

【ポイント】

- 牛肉の代わりにレバーやサーモンなどでもアレンジできる。

＜口内炎の予防と改善＞

ジャーマンオムレツ

【材料】（1名分）

卵	2個	トマト	1/4個	ケチャップ	適量
牛乳	大さじ3	塩	少々	パセリ	適量
ジャガイモ	1個	コショウ	少々		
ソーセージ	1本	油	小さじ1		

【作り方】

①ジャガイモは皮をむき、小さめに切って電子レンジで加熱し柔らかくする。
②ソーセージとトマトは食べやすい大きさに切る。
③ボウルに卵を割りほぐし、牛乳と②、塩、コショウを加えてよく混ぜる。
④フライパンを熱し油を入れ、③を流し入れたら①を加えてふたをして、蒸し焼きにする。
⑤皿に盛り、ケチャップとみじん切りにしたパセリをちらす。

【ポイント】

•パセリとトマトを多めに使えば、不足しがちな緑黄色野菜を補えてさらに抗酸化力がアップする。

＜骨折・骨粗しょう症の予防＞

サーモンのクリーム煮

【材料】（1名分）

サケ	1切れ	牛乳	200cc
塩	少々	コンソメ	1個
コショウ	少々	ホウレン草（春菊など）	50g
バター	小さじ1		

【作り方】

①サケに塩、コショウをふる。
②フライパンを熱しバターを入れ、①の表面をさっと焼く。その脇でホウレン草を炒めたら、ホウレン草だけとり出す。
③②に牛乳、コンソメを入れて煮込んだら、塩とコショウで味を調える。

【ポイント】

•サケの代わりに鶏肉を使い、シイタケも一緒に煮込むアレンジもお勧め！

＜物忘れ・認知症予防＞
マグロとホウレン草のサラダ

【材料】（1名分）

マグロ	100g	レタス	1枚	ワインビネガー	適量
ホウレン草	100g	クルミ	3粒	塩	少々
アスパラ	2本	アマニ油	小さじ1	コショウ	少々
大根	30g	レモン汁	大さじ1	きざみのり	適量

【作り方】

①ホウレン草とアスパラはさっとゆでて、食べやすい大きさに切る。
②大根はせん切りに、レタスは手でちぎる。
③きざみのり以外のすべての材料をよく混ぜる。
④器に盛り、きざみのりを乗せる。

【ポイント】

•マグロではなく、カツオや鶏肉でも同じ効果が得られる。

＜睡眠障害の改善＞
ポークチーズピカタ

【材料】（1名分）

豚モモ肉	100g	パルメザンチーズ（とろけるチーズ）	大さじ3
塩	少々	卵	1個
コショウ	少々	油	小さじ1
小麦粉	適量		

【作り方】

①豚肉は食べやすい大きさに切り、塩とコショウをふる。
②ボウルにパルメザンチーズと卵、パセリのみじん切りを入れてよく混ぜる。
③①に小麦粉をつけたら②をさらにつけて、油を熱したフライパンで焼く。

【ポイント】

•疲れ過ぎて眠れないときは、疲労回復効果もあるのでとくにお勧め！

おわりに

「日本のサッカーを食事で強くしたい」
スポーツ栄養学がまだ一般に馴染みのない時代にそう思ってから、20年以上が経ちました。

いまでは、サッカーだけでなく、いろいろな競技で活躍する選手たちの栄養サポートを行っていますが、選手から「子供が風邪をひいてしまったけど、何を食べさせたらいい？」というような相談を受けることも多く、食というのは、単にカラダを強くするものだけではないということを感じています。

また、食べることを意識し出すと、料理をしてくれる人、食べ物を作ってくれる生産者、食品そのものへの感謝の気持ちが芽生え、心がやさしくなっていくことも感じています。

誕生日に食べた料理、友達と語り合いながら食べた食事、勝った試合の前に食べたものなど、楽しかったり、うれしかったり、心が和むような出来事と食べ物とが重なって、それが自分の好きな食べ物になる場合もあります。食事とは、人や物をつなぎ、思い出すだけでも幸せな気持ちにさせてくれるものなのでしょう。

だから私は、机上の栄養学だけでなく、強くなるだけでなく、食べることでもっと心がやさしくなれるようにと、この本を書きました。

私のスポーツ栄養学は、現場に足を運び、選手たちと会話をして得られた「栄養知識」です。いろいろな人との出会いで進化してきた私なりのスポーツ栄養学が、皆さんの健康のためにお役に立てたら、こんなにうれしいことはありません。

最後になりましたが、ゴルフダイジェスト社の江間孝子さんには、この原稿を書くにあたり、たくさんの励ましと助言をいただき、本当に感謝しかありません。

いつも誰かに出会って助けてもらって、いまがあります。

「ありがとう」

だから今度は、この本が多くの皆さんの手に届き、何かの助けになれたのなら、本当に幸せです。

川端 理香

川端 理香（かわばた・りか）

WATSONIA（ワトソニア）代表。管理栄養士。元日本オリンピック委員会強化スタッフ。昭和女子大学卒業後、東京大学研究生を経て現職。04年アテネオリンピック「VICTORY PROJECT」のチーフ管理栄養士として全日本女子バレーボールチームや北島康介（競泳）などを、08年北京オリンピックでは全日本男子バレーボールチームをサポート。また、Jリーグの東京ヴェルディ、浦和レッズ、ベガルタ仙台、サガン鳥栖や、Vリーグの豊田合成トレフェルサ、日立リヴァーレ、その他プロ野球、ゴルフ、スケートなど多くのトップアスリートの栄養指導を行う。主な著書に「10代スポーツ選手の栄養と食事」（大泉書店）など。また、企業の栄養アドバイザーや、学生や一般向けの講演を通して「食育活動」も精力的に行っている。

カラダの悩みは食べ方で99%解決する

2016年11月13日　初版発行

著　者　川端理香
発行者　木村玄一
発行所　ゴルフダイジェスト社
〒105-8670　東京都港区新橋6-18-5
TEL 03(3432)4411（代表）　03(3431)3060（販売）
email gbook@golf-digest.co.jp
URL http://www.golf-digest.co.jp/digest
書籍販売サイト「ゴルフポケット」で検索

印刷・製本　株式会社光邦

定価はカバーに表記してあります。乱丁、落丁の本がございましたら、
小社販売部までお送りください。送料本社負担でお取り替えいたします。

 ISBN978-4-7728-4170-2 C0030